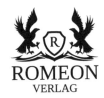

Wunderwerk Mensch
1. Auflage, erschienen 5-2022

Umschlaggestaltung: Romeon Verlag
Text: Şengül Çelik
Layout: Romeon Verlag

ISBN: 978-3-96229-345-1

www.romeon-verlag.de
Copyright © Romeon Verlag, Jüchen

Das Werk ist einschließlich aller seiner Teile urheberrechtlich geschützt. Jede Verwertung und Vervielfältigung des Werkes ist ohne Zustimmung des Verlages unzulässig und strafbar. Alle Rechte, auch die des auszugsweisen Nachdrucks und der Übersetzung, sind vorbehalten. Ohne ausdrückliche schriftliche Genehmigung des Verlages darf das Werk, auch nicht Teile daraus, weder reproduziert, übertragen noch kopiert werden. Zuwiderhandlung verpflichtet zu Schadenersatz.

Alle im Buch enthaltenen Angaben, Ergebnisse usw. wurden vom Autor nach bestem Gewissen erstellt. Sie erfolgen ohne jegliche Verpflichtung oder Garantie des Verlages. Er übernimmt deshalb keinerlei Verantwortung und Haftung für etwa vorhandene Unrichtigkeiten.

Bibliografische Information der Deutschen Nationalbibliothek:
Die Deutsche Nationalbibliothek verzeichnet diese Publikation in der Deutschen Nationalbibliografie; detaillierte bibliografische Daten sind im Internet über *http://dnb.dnb.de* abrufbar.

Şengül Çelik

Wunderwerk Mensch
Ein Handbuch für alle die sich für Kosmetik interessieren

Inhalt

VORWORT **9**

DIE KONSTITUTIONSTYPEN **12**

DIE TEMPERAMENTE NACH HIPPOKRATES **13**
   Der Populäre Sanguiniker der Redner der Optimist: 14
   Der Kraftvolle Choleriker der Macher der Optimist: 14
   Der Perfekte Melancholiker der Denker der Pessimist: 14
   Der Friedfertige Phlegmatiker der Beobachter der Pessimist: 15

DIE TYPOLOGIE NACH EYSENCK **16**
   Der Extrovertierte Typ: 18
   Der Introvertierte Typ: 18

TYPOLOGIE NACH Schweizer Psychoanalytikers C.G. JUNG **19**
   DER CHOLERIKER 19
   DER MELANCHOLIKER 19
   DER SANGUINIKER 19
   DER PHLEGMATIKER 19
   Stichworte zu den Jungschen Typen 20

DIE TYPOLOGIE NACH KRETSCHMERS 1921: **21**
   KONSTITUTIONSTYPEN IN DREI GEOMETRISCHEN VERGLEICHEN 22

DIE TYPENLEHRE NACH ENDRES **23**
   Zweifache Teilung: 23
   Typen polarer Teilung: 23
   DIE TYPENLEHRE NACH Dr. MANFRED CURRY 24
   Körperbau: 24
   Wärme – Kälte 24
   Kinder 24
   PSYCHISCHE ENERGIE 26
   Heilung durch Erkenntnis 26

DIE MENSCHLICHE HAUT **33**
   DIEHAUT HAT DREI SCHICHTEN 34
   EPIDERMIS 35

- BASALZELLSCHICHT ... 35
- SPINDELZELLSCHICHT ... 35
- KÖRNERSCHICHT ... 35
- GLANZSCHICHT ... 36
- HORNSCHICHT ... 36
- DERMIS ... 36
- SUBKUTIS ... 37
- DIE SPALTLINIEN DER HAUT ... 38
- DAS HAUTRELIEF ... 38
- DER HYDROLIPIDMANTEL ... 39
- DER SÄUREMANTEL DER HAUT ... 40
- DIE STOFFAUFNAHME ÜBER DIE HAUT ... 40
- DIE HAUTTYPEN ... 42
  - Die Trockene Haut: ... 44
  - Die Empfindliche Haut ... 45
  - Atrophische Haut, unterscheidet man Zeitgealterten und ... 45
  - Umwelgealterten Haut ... 45

DAS MENSCHLICHE HAAR ... 47
- HAARAUFBAU ... 48
- ES GIBT 3 HAAR ARTEN ... 48
- WACHSTUMSPHASEN DES HAARES ... 48
- HAARTYPEN ... 49
- FEINES HAAR ... 49
- FETTIGES HAAR ... 50
- TROCKENES HAAR ... 50
- SPLISS ... 50
- SCHUPPEN ... 50
- HAARPFLEGE ... 51
- HAARE WASCHEN ... 51

HAARENTFERNUNG IN DER KOSMETIK ... 53
- DEPILATION: ... 53
- EPILATION: ... 53

DIE VERBINDUNG ZWISCHEN KONSTITUTIONSTYP UND HAUTTYP ... 55

KONSTITUTIONSTYPEN NACH AYURVEDA
„Die Wissenschaft des Lebens„
VATA PITTA KAPHA ... 57
    VATA ... 57
    PITTA ... 57
    KAPHA ... 57

CHINESICHE KONSTITUTIONSTYPEN ... 59
    Metall-Lungen-Typ ... 59
    Erde-Milz-Pankreas-Typen ... 60
    Holz-Leber-Typen ... 60
    Wasser-Nieren-Typen ... 61
    Herz-Feuer-Typen ... 61

DIE WANDLUNG DER HAUT IM LAUFE DES LEBENS BEI DEN GESCHLECHTERN ... 63

FALSCHE HAUTPFLEGE UND UMWELTEINFLÜSSE AUF DIE HAUT ... 66

INNERE WIRKUNG AUF DIE HAUT ... 68
    Visualisierungsübung ... 68

DIE WIRKUNG DER PSYHE AUF DIE HAUT ... 71
    Gesunde Glücksmomente ... 71

DIE HAUTPFLEGE, WAS VERSTEHT MAN UNTER SCHÖNHEIT ... 73
    Lotosfüße und Tellerlippen ... 73
    Ideal im Wandel ... 73
    Dick oder dünn? ... 74
    Ungesunde Perfektion ... 74
    Mobilisierung aller Mittel ... 75
    Kritik - und Anpassung ... 75
    Im Auge des Betrachters ... 75
    Objektiv oder subjektiv? ... 76
    Chancen für die Mona Lisa ... 76
    Käufliche Schönheit ... 77
    Das verdiente Gesicht ... 77
    GENERELLE SCHÖNHEITSOPERATIONEN ... 78

HAUTPFLEGE PRODUKTE NATÜRLICH KOSMETIKA ... 79

Für die KosmetikerIn Relevante HAUTKRANKHEITEN ... 81

Infektiöse Follikolitis: ... 81
Vulgäre Warzen ... 81
Akne: ... 82

DIE RICHTIGE und AUSFÜHRLICHE HAUTPFLEGE ... **84**

Regelmäßige Reinigung ... 85
Reinigungsmilch statt Wasser ... 85
Gesichtswasser baut auf ... 85
Reinigung reifer Haut ... 85
Seife nur bei robuster, fettiger Haut ... 86
Für empfindliche oder trockene Haut Gesichtswasser ohne Alkohol ... 86
Feinporiger, rosiger Teint durch Peeling ... 86
Masken - schnelle Schönmacher ... 86
Nachtcremes unterstützen Regeneration ... 87
Begrenzte Haltbarkeit von Cremes beachten ... 87
Vitamin C belebt die Haut ... 88
Vorsicht bei Extremdiäten ... 88
Gesichtsmassage für bessere Durchblutung ... 88
Feuchtigkeitscreme auf feuchte Haut ... 89
Dampf macht die Haut aufnahmebereit ... 89
Halspartie mit Ölwickeln verwöhnen ... 89
Müde Augen erfrischen ... 90
Eiswürfelmassage für gute Durchblutung ... 90
Kälte gegen Schwellungen ... 90
Rissige Lippen pflegen ... 90
Mitesser in 2 Phasen entfernen ... 91
Nicht zupfen und zerren ... 91
Sauerstoff hält jung ... 91
Viel trinken ... 92
Sich schön schlafen ... 92
Zellerneuerung mit Vitamin A- Säure ... 92
Milchbad für glatte Haut ... 92
Fruchtsäuren für dicke, grobporige Haut ... 93
Q 10 gegen freie Radikale ... 93

DIE AUFGABE ALS KOSMETIKERIN **94**
Natürliche Masken für die Haut und die Haare **95**
   Anti Aging Packung 95
   Anti Aging Packung 96
   Anti Aging Packung 97
   Peeling 98
   Anti Aging Feuchtigkeits-Creme 99
   Haarkur für Haarwachstum 100
   Haarwasser für Haardichte und Haarwachstum 101
   Haarmaske für Wachstum und Kräftigere Haare 102
   Tipp für Haarwachstum und Haarpflege 103
   Haarkur und Pflege für geschmeidige Haare 104
   Haar Maske für Behandlung der Strapazierten Haare: 105
   Durchblutungsfördernde Maske 106
   Für leicht brechendes und stumpfes Haar 107
   Maske für glänzendes Haar 108
   Für geschädigtes Haar 109
   Eine Haarmaske auf Avocado-Basis 110
   Bei juckender Kopfhaut 111
   Grünteemaske 112
   Für Schuppige Haare 113
   Kopfhaut und Haut Peeling 114
   Für trockenes Haar 115
   Haarmaske für Elektriziertes und Trokenes Haar 116
   Haarmaske für fettiges Haar 117
   Maske für voluminöses Haar 118
   Harrmaske für schöne Locken 120
   Matte und Spröde Haare 121
   Was Sie über das Kämmen und Trocknen von Haaren 122
   wissen müssen 122
   Baue B-Vitamine in dein Leben ein 123

Quellen: **124**

VORWORT

Der Grund warum ich mich für dieses Buch entschieden habe; Wie es bekannt ist, sollten wir den Menschen ganzheitlich betrachten. Selbstverständlich ist „ das Wissen " höchstes Gebot!

Dieses Buch soll ein Leitfaden darstellen für jene die eine Kosmetik Ausbildung machen wollen oder sich einfach so für die Gesundheit und die Schönheit bzw Bewusstes Leben entschieden haben.

Um eine erfolgreiche Kosmetikerin zu sein, sollte man den Konstitutions- bzw. Hauttyp des Menschen kennen, damit die Behandlung für den Kunden zufrieden stellend ist.

Weiteres möchte ich mich bei all denen Menschen bedanken die mich im Laufe der Jahre in guten sowie in schlechten Zeiten, mit rat und tat nie alleine gelassen haben. Sie brachten viel Geduld für mich auf und hielten unangenehme Überraschungen von mir fern. Auch in meinen Stimmungsschwankungen standen sie mir bei, obwohl das bestimmt nicht immer einfach war.

Zur Dank verpflichtet bin ich besonders an die Menschen die mich im Stich gelassen haben. Die haben mir durch die Lektion soviel beigebracht, die man mit keinem Geld der Welt kaufen kann. **Herzlichen Dank.**

Das menschliche Leben beginnt ab dem Zeitpunkt der Befruchtung einer winzigen Eizelle. Wie eine Tulpe die noch nicht aufgeblüht ist, man weiß das es eine Tulpe ist, jedoch nicht wie es einmal aussehen wird wenn es aufblüht. Schon am ersten Tag sind alle Genetischen Codes vorgegeben.

Jeder Mensch ist etwas Besonderes und Einmalige Wundermaschine der Natur. Der Mensch ist das am höchsten entwickelte Lebewesen unseres Planeten. Nichts kommt ihm gleich an Intelligenz, Leistungsvermögen und Anpassungsfähigkeit. All unsere Organe sind auf bestimmte Aufgaben spezialisiert und arbeiten wunderbar zusammen.

Das menschliche Gehirn ist bestens entwickelt und besteht aus mehr als 25 Milliarden am höchsten entwickelten Zellen, die wir kennen. Es ist unsere Steuerzentrale, die alles koordiniert, was wir tun und denken. Lebensmotor ist das Herz. Es schlägt etwa 100 000 Mal pro Tag und transportiert dabei fünf bis sechs Liter Blut durch über 150 000 Kilometer feinster Blutgefäße.

Das größte Organ des Körpers ist die Haut mit ihren über vier Millionen Poren, 3,5 kg Gewicht, mit Unterhautfettgewebe reicht sie sogar bis zu 20 kg und mit 2 m² Oberfläche, fungiert sie als konstantes Kühlsystem. Als Atmungsorgan dient sie vor allem der Wärmeregulation und hält die Körpertemperatur auf konstant 37oC. Unser Verdauungs- und Stoffwechselsystem wandelt die aufgenommene Nahrung in gesundes Blut, Knochen und Zellstrukturen um.

Über die Lungen wird das Blut mit frischem Sauerstoff versorgt. Das Knochengerüst ermöglicht es uns, aufrecht zu stehen und uns zu bewegen. Dabei arbeitet es harmonisch mit unserem Muskelsystem zusammen, wodurch ein reibungsloser Bewegungsablauf gewährleistet wird. Jede Zelle arbeitet dabei Hand in Hand mit der anderen.

Unser Körper ist ein perfekt funktionierendes und auf sich abgestimmtes System. In den Zellen laufen zahlreiche chemische Reaktionen ab, sie sind der eigentliche Grundbaustein des Lebens. In jeder menschlichen Zelle ist ein Kern, der Chromosomen enthält, die wiederum Gene enthalten. Und in den Genen befindet sich der Lebenscode: die DNS (Desoxyribonukleinsäure). Die DNS bestimmt wie der Mensch einmal Aussehen wird. Würde man alle DNS aus den Genen der etwa 75 Billionen Zellen des menschlichen Körpers herausnehmen, so würden sie in eine Schachtel von der Größe eines Eiswürfels passen. Abgewickelt und aneinandergereiht würde dieser DNS- Strang 400 mal von der Erde zur Sonne reichen. Das sind ungefähr 130 Milliarden Kilometer! Alle für den Stoffwechsel und die Erhaltung unserer Existenz lebensnotwendigen Prozesse werden nicht wahllos, sondern mit äußerster Präzision durchgeführt.

Wenn wir uns das ungeheure Ausmaß der Fähigkeiten unseres Körpers und der darin ablaufenden Prozesse einmal vergegenwärtigen, müssen wir Ehrfurcht und Respekt davor zeigen.

DIE KONSTITUTIONSTYPEN

Konstitutionstyp wird durch Körperbau und Verhalten Unterschieden.

Es gibt vier Temperamente! Um unsere Mitmenschen und uns selber verstehen zu können, ist es sehr vorteilhaft, sich mit den Temperamenten auseinander zu setzen.

Jeder Mensch ist einmalig! Wir werden an hand der Temperamente verstehen warum wir anders sind als Andere, werden Mitmenschen Kennen lernen und so Akzeptieren wie sie sind.

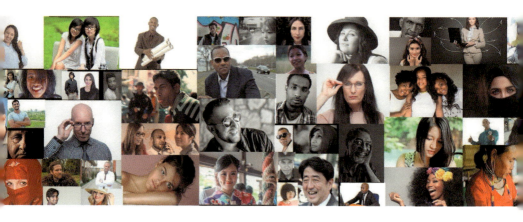

DIE TEMPERAMENTE NACH HIPPOKRATES

„Woher es kommt, dass einige Menschen gleichsam immer lachen, andere wieder traurig sind, diese Ursache rührt nach unserer Meinung, aus den Grundstoffen her. Die, welche nämlich reines Blut haben, lachen immer, sind blühend von Aussehen am Körper und von heller Farbe. Die aber gelbe Galle haben, die pflegen träge, kleinmütig, scheu und schwach zu sein. Die schleimigen sind träge und kalt."
(Hippokrates / Übersetzung: Upmann, 1847)

Hippokrates hat nach den vier Säften im Körper, vier verschiedene Typen unterschieden:

Blut - sanguis = Sanguinisch die Farbe gelb Sternzeichen Zwilling/Waage/Wassermann

Schleim – phlegma = Phlegmatisch die Farbe grün Sternzeichen Krebs/Fisch/Skorpion

Gelbe Galle – chole = Cholerisch die Farbe rot Sternzeichen Widder/Schütze/Löwe

Schwarze Galle – melain chole = Melancholisch die Farbe blau Sternzeichen Stier/Jungfrau/Steinbock

Der Populäre Sanguiniker der Redner der Optimist:

Ist Red Selig, erzählt gerne Geschichten, bringt Leben in Partys, durch Komplimente blüht er richtig auf, kann gut mit Menschen umgehen, ist fröhlich und überschäumend außer diese Stärken hat Sanguiniker auch Schwächen wie regelrechten Redezwang, er geht zu sehr ins Detail und übertreibt gerne, ist leicht zu beeinflussen, erscheint manchen als Angeber, ist Egoistisch.

Der Kraftvolle Choleriker der Macher der Optimist:

Ist der geborene Leiter, muss Fehler Korrigieren, ist Dynamisch und Aktiv, sprüht von Ehrgeiz, kann Alles. Neben diese Stärken sind seine Schwächen von anderen Mitmenschen nicht immer Akzeptabel. Sie Kommandieren andere gerne herum, sind ungeduldig, oft beleidigend, unflexibel und haben Abneigung gegen Gefühle und Tränen.

Der Perfekte Melancholiker der Denker der Pessimist:

Ist stets nachdenklich, analysiert gerne, Idealistisch, hat Neigung zu Genialität, erledigt arbeiten Gewissenhaft. Diese Positive Eigenschaften wird von anderen Mitmenschen nicht immer Verstanden.

Die Schwächen erst gar nicht, wie z.B.: das er ständig am Negativen hängt, in einer anderen Welt lebt, Beleidigt sein genießt, launisch und deprimiert ist, geringe Selbsteinschätzung hat.

Der Friedfertige Phlegmatiker der Beobachter der Pessimist:

Ist still aber Klug, ein Mensch für alle Fälle, lebt Beständig, hat unaufdringliche Persönlichkeit, ist stets geduldig und ausgeglichen. Diese stärken werden sehr geschätzt.

Die schwächen, wie das er Verantwortung meidet, nicht sehr begeisterungsfähig ist, egoistisch sein kann, furchtsam und Besorgt ist, still aber einen eisernen willen bis hin zu Starrköpfigkeit hat, froh ist wenn er nicht Entscheiden muss, bringen z.B. einen Choleriker auf den Palmen.

DIE TYPOLOGIE NACH EYSENCK

Eysenck geht von den elementarsten Verhaltensweisen aus, bei denen es zunächst gleichgültig ist, ob sie für einen bestimmten Menschen bezeichnend sind oder nicht.
Es handelt sich dabei um spezifische Reaktionsweisen, über die er Verhaltensmuster faktorenanalytisch herausfiltert, die bereits gewohnheitsmäßig vollzogen werden = habituelle Reaktionen. Durch weitere Faktorenanalyse werden daraus Eigenschaften gefiltert, die dann den Typus ausmachen.

Eysenck filtert mit Hilfe der Faktorenanalyse aus einer Fülle von beobachteten Phänomenen (die durchaus spezifische Reaktionen sein können) eine beschränkte Anzahl von Grundmerkmalen heraus.

Siehe Tabelle!

LABIL

Launisch
Ängstlich
Steif
Sachlich
Pessimistisch
Reserviert
Ungesellig
Still

Melankolisch
Schwermütig
Schwarze Galle

Cholerisch
Aufbrausend
Gelbe Galle

Empfindlich
Ruhelos
Aggressiv
Erregbar
Wankelmütig
Impulsiv
Optimistisch
Tatkräftig

INTROVERTIERT   **EXTRAVERTIERT**

Passiv
Bedächtig
Rücksichtsvoll
Friedfertig
Beherrscht
Zuverlässig
Ausgeglichen
Ruhig

PFLEGMATISCH
Träge
Schleim

SANGUINISCH
Zuversichtlich
Blut

Gesellig
Aufgeschlossen
Gesprächig
Zugänglich
Unbeschwert
Lebhaft
Sorglos

Führungsqualitäen

GEFESTIG

Der Extrovertierte Typ:

Extrovertiert heißt; auf die Menschen zu gehen, offen nicht scheu, z.B.: Sanguinische und Cholerische Temperamente sind auch als Extrovertiert bekannt.

Der Introvertierte Typ:

Introvertiert heißt; zurückgezogen, unauffällig, in sich geschlossen, z.B.: Melancholische und Phlegmatische Temperamente sind auch als Introvertiert bekannt.

TYPOLOGIE NACH Schweizer Psychoanalytikers C.G. JUNG

in Verbindung zu den astrologischen Elementen

DER CHOLERIKER

Griechisch: Galle Astrologisch: Der Feuertyp Nach Jung: Der Intuitive

DER MELANCHOLIKER

Griechisch: Schwarzgalligkeit. Der zu Trübsinn und Schwermut neigender Mensch
Astrologisch: Der Erdtyp
Nach Jung: Der Empfindungstyp

DER SANGUINIKER

Lateinisch: Blut Astrologisch: Der Lufttyp Nach Jung: Der Denktyp

DER PHLEGMATIKER

Griechisch: zäher Schleim Astrologisch: Der Wassertyp Nach Jung: Der Fühltyp

C. G. Jung kam mit seiner Typologie auf vier Grundtypen, aus denen sich die entsprechenden Mischungen ableiten. Reine Typen gibt es bei diesen Einteilungen nicht. Alle Typenbeschreibungen stellen Grundtemperamente dar, und leiten davon die entsprechenden Mischtypen ab. Nach C. G. Jung ist immer eine Form dominant, und eine minderwertig. Die Temperamente haben gegenüberliegende, sich ausschließende Funktionen.

Diese sind: Intuition (Feuer) und Empfindung (Erde) Fühlen (Wasser) und Denken (Luft)
Äußert sich Intuition so schließt sie gleichzeitige Empfindung aus.
Äußert sich Fühlen, so schließt es gleichzeitiges Denken aus.

Stichworte zu den Jungschen Typen

Intuitiver Typ; subjektiv, visionär, Wahrnehmung über das Unbewusste
Empfindungstyp; berührbar, auf Berührung angewiesener Mensch
Denktyp; reaktiver, an das Denken gebundener Mensch Fühltyp; subjektiv, ohne Logik reagierender Mensch

Das Verständnis der Elemente wird erleichtert durch Erfahrung. Wer z.B. an einem Abend in der freien Natur ein Feuer anzündet, die Erde auf der er sitzt wahrnimmt, die Luft zu spüren versucht und dazu ein wenig Wasser in die Hände nimmt, dem dürfte der Zugang zu den Bildern der Elemente leichter fallen.

DIE TYPOLOGIE NACH KRETSCHMERS 1921:

Einteilung in Leptosome, Pykniker und Athletiker;

Körperbautyp	Leptosom	Pyknisch	Athletisch
Körperliche Merkmale	Schlank, Schmale Schukltern längliches Gesicht, schwache Muskeln, gesteigertes Längenwachstum	Mittelgroß, Gedrungene Figur, Fettansatz am Bauch weiches, breites Gesicht	Stark entwickelter Knochenbau, kräftige Muskeln, breite Schultern, mittelgroß bis Groß
Wesenart	Schizotym, überempfindlich ungesellig, kühl, nach innen gerichtet, (introvertiert), Denkschärfe	Zyklothym, gutmütig, gesellig, vorwiegend gefühlsbestimmt, nach außen gerichtet (extravertiert)	Viskös, bedüchtig geistig nicht besonders wendig, ausdauernd (bei handfesten Arbeiten), zuverlässig

Umfang des Handgelenkes ist bei Leptosomer Typ schmal, bis 16 cm, bei athletischer Typ ist es kräftiger, ist mehr als 17 cm, bei Pyknischer Typ ist es 16 – 17 cm.

KONSTITUTIONSTYPEN IN DREI GEOMETRISCHEN VERGLEICHEN

Quadrat ist geometrisches Symbol für Empfindungstyp - Leptosom; Erregbar, dynamisch!

Kreis ist geometrisches Symbol für Ernährungstyp – Pykniker; braucht Ruhe, Ordnung, Wärme!

Dreieck ist geometrisches Symbol für Bewegungstyp – Athletiker; liebt Tätigkeit

DIE TYPENLEHRE NACH ENDRES

Zweifache Teilung:

Männlich; Ingressiv, vorwiegend denkbestimmend
Kopf; Erobern und Erschließen
Logik; Zweck - bestimmend
Männliche Lebensrhythmus; zackig, eckig

Typen polarer Teilung:

Weiblich; rezeptiv, vorwiegend gefühls- bestimmend
Herz; Besitzen und Bewahren
Logik; Sinn – gerichtet
Weibliche Lebensrhythmus; weich, schwingend

DIE TYPENLEHRE NACH Dr. MANFRED CURRY

Körperbau:

K-Typus: Eher grazil, schlank, auch kräftig (auftrainiert), seltener korpulent. Geringere Neigung einen „Bauch" anzusetzen. Im Alter oft hager. Große, in jungen Jahren sehr schlanke K-Frauen können ab der Lebensmitte eine stattliche, in den Hüften breite, sehr frauliche Figur bekommen, die ihnen ausgesprochen gut steht.

W-Typus: Eher kräftig stämmig, auch mollig bis füllig, gelegentlich plump, seltener auch schlank. Neigung mit den Jahren einen „Bauch" anzusetzen. Die Neigung zu Übergewicht kann sich schon im Kindesalter bemerkbar machen.

Wärme – Kälte

Das Wärmebedürfnis ist beim K-Typ meistens größer als beim W-Typ. Die Neigung zu kalten Händen und Füßen findet sich eher beim K-Typ. Unter der Hitze leiden eher W-Personen, aber auch vegetativ sehr sensible K- Personen. Sensible W-Personen können auch zu kalten Händen und Füßen neigen.

Kinder

K-Kinder sind eher unruhig, eigensinnig und nicht so leicht lenkbar. Dafür können sie wieder sehr einsichtig sein, wenn ihnen alles ausreichend erklärt wird. Gar nicht so selten leiden sie unter Stimmungsschwankungen.
Als Säuglinge können sie sehr früh schon auffallend aufmerksam sein und ständige Zuwendung fordern. Als Kleinkinder können sie sich nicht so gut selbst beschäftigen. Sie wollen lieber mitarbei-

ten. Da sie einen unbändigen Bewegungsdrang haben und gerne provozieren, können sie recht anstrengend sein.

Bei Wanderungen sind K-Kinder oft ausdauernder als W- Kinder. Durch ihre Unruhe können sie in ihrer Umgebung leicht Spannungen provozieren, auf die sie wieder mit erhöhter Unruhe reagieren. Dadurch kann es zu einem Teufelskreis von Unruhe und Spannung kommen, unter dem Kinder und Betreuer leiden. Wenn ein W- und ein K- Kind das gleiche anstellen, wird es beim W-Kind oft gelassener toleriert als beim K-Kind. Dadurch können K- Kinder in eine Außenseiterrolle gedrängt werden. K- Kinder können sehr anstrengend sein.
Sie können aber auch sehr hilfsbereit und verantwortungsbewusst sein. Es gibt auch die ruhigen
„braven" K-Kinder, die ein weit über ihr Alter gereiftes soziales Verantwortungsbewusstsein besitzen.

W-Kinder sind im Allgemeinen ausgeglichener, fröhlicher, leichter lenkbar, oft auch diplomatisch, charmant und einfühlsam. Als Säuglinge strahlend und selbstzufrieden.
Sie können sich selbst gut beschäftigen und ausdauernd spielen. Dadurch sind sie oft weniger anstrengend. Sie können aber auch unglaublich stur und uneinsichtig sein. W-Kinder haben im Allgemeinen einen besseren Appetit als K-Kinder. Es kann aber auch umgekehrt sein. Kinder, die Süßspeisen und Süßigkeiten deutlich ablehnen, sind meistens K-Kinder.

Alle anderen Vorlieben bestimmter Speisen sind keine verlässlichen Unterscheidungsmerkmale.

PSYCHISCHE ENERGIE

Die Erforschung der Psychischen Energie ist für die weitere Evolution der Menschheit eine der wichtigsten und entscheidendsten Fragen.

Heilung durch Erkenntnis

Es gibt keine lebensfeindlichen Krankheiten, die man bekämpfen müsste nur lebenserhaltende und/oder Bewusstseinssteigernde Gesundheitsstörungen, deren Sinn man richtig erkennen und deren eigentlichen Ursachen man beheben muss.

Darum spricht man von der „Grossen Gesundheit", die nicht nur den Körper betrifft, sondern den ganzen Menschen umfasst. So gibt es genügend eindrucksvolle Beispiele dafür, dass Körperbehinderte erstaunliche Leistungen vollbringen, während viele körperlich Gesunde ihre Gesundheit ruinieren und dann von den Ärzten die „Reparatur" der selbst verursachten Schäden verlangen. Es ist ein unerbittliches Naturgesetz, dass jeder nur sich selbst heilen kann. Ätzte und Heiler können bestens „Heilgehilfen" sein, indem sie den Selbstheilungsprozess in Gang setzen, unterstützen und beschleunigen.

Sie können also die Heilung veranlassen, aber nicht bewirken. Die Möglichkeiten der Gesundhaltung und Selbstheilung nach den Erkenntnissen.

Die offiziell anerkannten Wissenschaften haben den Körper des Menschen bereits sehr genau erforscht. Mit vielfältigen Methoden werden körperliche Gebrechen und Krankheiten heute repariert und geheilt. Langfristig ist man aber nur dann erfolgreich, wenn auch die Ursache einer Krankheit beseitigt wird. Nun lassen sich alle Leiden auf allgemeine Ursachen, wie zum Beispiel Unvorsichtigkeit, Unwissenheit reduzieren. Diesen Ursachen kann man aber nicht mit Medikamenten und Operationen begegnen, sondern nur durch Wissen, Aufmerksamkeit und vor allem mit PSYCHISCHER ENERGIE! Ohne entsprechende psychische Energie fehlt uns der Wille zum Studieren von Wissen, zur Vorsicht in allen Lebensbereichen, zu freudvollen Taten, und im Extremfall verliert man sogar den Willen zum Leben. Bekanntlich gibt es auch unter superreichen Millionären Selbstmörder. Aus dieser überaus einfachen Betrachtung ergibt sich bereits eine gewaltige Priorität für die Erforschung, das Studium und die praktische Anwendung dieser noch fast unbekannten und doch so lebensnotwendigen Kraft.

Der berühmte Schweizer Psychologe C. G. Jung tastete sich vorsichtig an dieses Gebiet heran und erkannte damals bereits die offensichtlichste Erscheinungsform der Psyche, nämlich die „Libido", also die Triebhaftigkeit, und versuchte damit in seinem Modell der Neurose und Traumsymbolik, dieser Materie auf die Spur zu kommen. Er selbst bekannte freimütig, dass wir erst ganz am Anfang dieser Forschung stehen. Wesentlich ist jedoch die nachvollziehbare Erkenntnis, dass Energie Erscheinungen der Psyche wie Ärger und Hass, Freude und Liebe den Körper durch ein Nervengift selbst vergiften oder durch positiven Energiekristall im Blut gegen Infektionskrankheiten immun machen. Sogar das unsichtbare Kraftfeld Seele in unserem Körper wird entsprechend verändert. Nur ein gesunder Geist hat einen gesunden Körper, durch einen kranken Geist wird früher oder später auch der Körper zum Spiegelbild der kranken Seele. Um den Zustand der so genannten Seele festzustellen, braucht man keinen Hellseher zu holen; es genügt der Instinkt eines Hundes, der einen bösen Menschen nicht in seine Nähe lässt oder der eines hungrigen Bären, welcher es nicht wagt, einem furchtlosen Menschen zu nahe zu kommen.

Derartige Furchtlosigkeit erfordert aber bereits eine überdurchschnittliche Psychische Energie, welche bereits in der Lage ist, den Willen wilder Tiere zu beherrschen.

Leider sind die Menschen im Allgemeinen nicht einmal in der Lage, ihren eigenen Willen ausreichend zu beherrschen und erliegen oftmals negativen Einflüssen, welche zumeist leidvolle Wirkungen nach sich ziehen.

Weder Geld noch Medikamente und gute Ratschläge verleihen uns diese Psychische Energie, sondern nur eigene Anstrengung und Fleiß, getragen von reinen Motiven, bringen große Persönlichkeiten hervor. Die heutige Psychologie behandelt psychische Krankheiten leider mit Medikamenten, zumeist Drogen, welche die ohnedies bereits geschwächte und erkrankte Psychische Energie noch weiter dämpft und damit nur den Körper scheinbar ruhig Stellt. Durch diese weitere Schwächung wird aber die eigentliche Ursache noch verschlimmert und eine Kettenreaktion in Form von Medikamentenabhängigkeit. Es ruiniert systematisch die Lebenskraft. Offensichtliche Formen dieses Vorganges kennt jeder als Alkoholsucht, Rauschgiftsucht und ähnliches, aber auch scheinbar harmlose Genussmittel hinterlassen hinderliche Spuren in der Psyche und Haut sie können ebenfalls süchtig machen.

Wir haben also bereits erkannt, dass im biologischen Körper auch ein unsichtbares und trotzdem nachweisbares energetisches Kraftfeld steckt, dessen Lebensäußerungen Energien sind, die sogar von Tieren wahrgenommen werden.

Durch negative Färbung wird dieses Kraftfeld bis zur Zerstörung des benutzten Körpers getrieben, aber durch positive Anstrengungen wächst es bis zu Persönlichkeiten, welche durch ihre Werke als Helden und Künstler der ganzen Menschheit Vorbilder sind. Diese Erkenntnis ist nichts Neues, denn der große Denker PLATO lehrte seine Schüler bereits, dass der Mensch aus Körper, Seele

und Geist besteht und dass Seele und Geist bereits vor Geburt und nach dem Tode existieren. Die Wissenschaft kann zwar noch nicht zwischen Seele und Geist unterscheiden, aber bestätigt PLATO durch das erkannte Gesetz der Erhaltung der Energie.
Das Energiekraftfeld Mensch ist also tatsächlich unsterblich, und für dessen Wohlergehen ist Wohlstand lähmend. Das Kraftfeld Mensch braucht Betätigungsmöglichkeit, um seine Persönlichkeit zu vergrößern. Dazu braucht man Psychische Energie und muss jede Störung dieses Energieflusses vermeiden, also keine Persönlichkeits- schwächenden Genussmittel oder gar negative Gedanken, die unser Kraftfeld schwächen oder negative Wirkungen anziehen.
Das Gewissen warnt jeden einzelnen rechtzeitig vor Fehlern, nur muss man auf diese innere psychische Empfindung achten und darf sich nicht nach der leider unwissenden Mehrheit richten, welche diese feinen Sinne völlig verdrängt und sorglos den bequemsten Weg der Ignoranz beschreitet.

Auch die feinsten Gedankenenergien unterliegen den allgemeingültigen Naturgesetzen der Physik, demnach haben diese lenkenden Energien Rückwirkungen auf unser Kraftfeld. Ein ganzes Volk kann durch falsche Informationen weit in seiner Entwicklung zurückgeworfen werden. Psychische Energie ist Voraussetzung für die Lebensfähigkeit jedes Lebewesens sowohl im mikrobiologischen Bereich als auch in ungeahnten geistigen Dimensionen des Universums und ist zugleich der Impuls für jede biologische und auch geistige Evolution.
Als Energie unterliegt sie selbstverständlich allen Naturgesetzen, also auch dem der Entropie, das bedeutet Abgabe oder auch beliebige Vermehrung und Zusammenballung gleichartiger Energien. Auch ist sie in neutraler Form überall im Raum vorhanden und kann von jedermann aufgenommen werden. Wer dies ausprobieren möchte, soll im Wunsch nach dieser Energie laut das Wort

„FREUDE" in den Raum rufen, und diese schöne Energie wird sogleich vom feinstofflichen Körper aufgenommen.
Bei der Abgabe von Psychischer Energie an andere, welchen man helfen will, muss man auf eine gewisse Kraftreserve achten. Wer mehr als zwei Drittel seines Energievorrates abgibt, tritt an die Grenze seiner eigenen Lebensfähigkeit und muss eine Erholungspause einlegen. Schwächere und labile Menschen können unbewusst anderen Menschen Energie absaugen und diese unangenehm belasten.

Dabei ist uns meist nicht bewusst, warum wir bestimmte Leute in unserer Nähe nicht ertragen können. Die Wiederaufladung erfolgt am besten durch Beschäftigung mit schöngeistigen Dingen, durch Waldspaziergänge im Morgengrauen, wo das Parana des Sonnenäthers durch den Duft der Nadelbäume im Ozon noch gebunden wird und einfach nur eingeatmet werden muss. Die Psychische Energie ist viel feiner und schneller als Licht und wird von manchen auch als Licht bezeichnet. In dieser Welt der Energie leuchtet jeder Gegenstand und jedes Lebewesen selbst entsprechend. Jeder Mensch besitzt in seinem feinstofflichen Energiekörper die notwendigen Sensoren zur Wahrnehmung dieser Energien. Manchmal behalten Kinder diese Fähigkeit bis zum dritten oder sogar siebten Lebensjahr. Auch im Großen gibt es Beispiele für die Entropie von übergeordneten Kraftfeldern oder Netzwerken.
So vermehren beispielsweise Religionsgründer und wahre Künstler die Energie derartig, dass sogar jahrhunderte lang positive Wirkungen auf die Psyche der Menschen nachweisbar sind. Im negativen Extrem richteten Diktatoren die Energie ganzer Völker in die Vernichtung, und mehrere Generationen leiden noch heute darunter. Beobachtung ist die Grundlage jeder Wissenschaft, dann müssen die Erkenntnisse methodisch verwirklicht werden. Die gewonnenen Erkenntnisse leuchten gewissermaßen auf, deshalb spricht man auch von Erleuchtung.

Denken ist neben den bereits bekannten Gehirnströmen in erster Linie ein gewisser Lichtvorgang, denn das Gehirn ist lediglich ein biologischer Computer, welcher zur Steuerung des Körpers erforderlich ist und nicht mehr! Erkenntnis entsteht durch Denken und Lebenserfahrung, aber nicht im Gehirn, sondern in einem viel feineren Gewebe. Die geistige Kraft ist eine Art besonderen Lichtes, welches dringend als Grundlage des Lebens an und für sich erforscht werden muss.

Es müssen zunächst Apparate entwickelt werden, welche die Energie und deren Qualität für jedermann sichtbar und messbar machen, hier gibt es erste Ansätze in Form der Biophotonenforschung und in Form der Kirleanfotografie. Die heute allgemein bekannte Aurafotografie ist jedoch nur eine primitive Nachahmung der Aura, die über den elektrischen Widerstand der Haut nachempfunden und in ein Polaroidfoto eingeblendet wird. Die hochsilberhaltigen Schwarzweißfilme der 40er Jahre lieferten unter bestimmten Bedingungen bereits brauchbare Bilder von Energiefeldern, denn psychische Energie lagert sich leicht auf manchen Metallen ab und kann sogar die erforderliche chemische Reaktion der Belichtung auslösen.

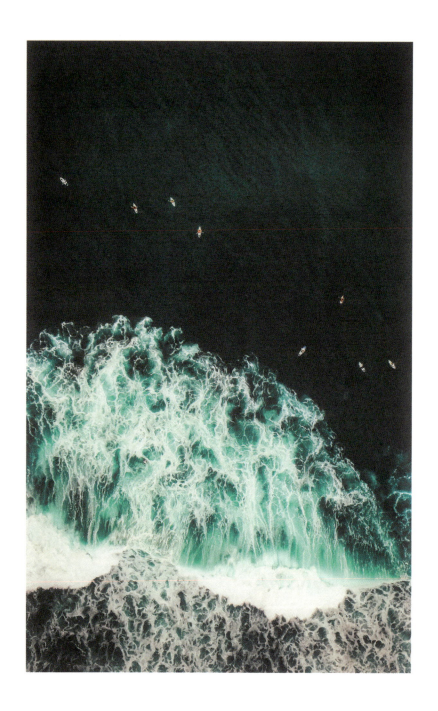

DIE MENSCHLICHE HAUT

Die Haut ist das größte und schwerste Organ des Menschen. Bei einem Erwachsenen ist sie 2 - 2,5m² groß und 3 - 3,5kg schwer, zusammen mit Subcutis wiegt sie sogar bis zu 20kg. Sie hat 25 Schichten ist jedoch Papierdünn. Die Hautfarbe besteht durch Rote und Blaue Blutkörperchen und Pigmentfarbstoff bzw. Melanin. Die Haut hat 1,5 – 2 Licht Schutzfaktor zu eigener Schutz. Beim Dunkelhäutigen gelangen die Pigmentfarbstoffe in oberste Hautschicht und werden dort etwas mehr an Anzahl gelagert. Dies ermöglicht den Dunkelhäutigen besseren UV-B Schutz, sie haben Faktor 4. Beim Hellhäutigen gehen die Pigmentfarbstoffe nur bis zur Stachelzellschicht. Die Haut ist am dicksten an Fußsohlen und am Dünnsten bei den Augen. Hautanhangsgebilde sind, Haare, Nägel, Drüsen. Im Haut befinden sich: Nerven, Blutgefäße, Rezeptoren (Nervendorgane), Pigmentzelle, Immunzellen, Haare und Drüsen. Es gibt drei arten von Drüsen; Schweißdrüsen, Talgdrüsen, Duftdrüsen.

DIE HAUT HAT DREI SCHICHTEN

EPIDERMIS, DERMIS, SUBCUTIS

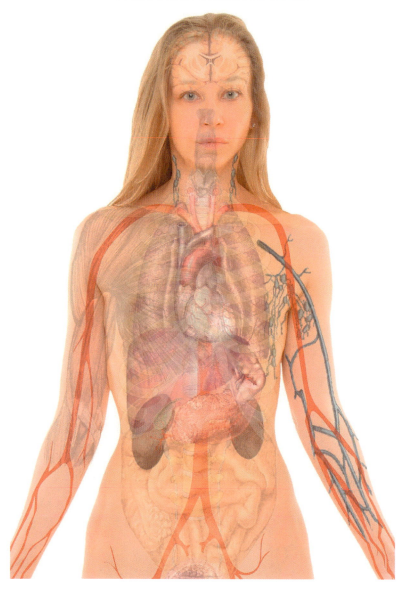

EPIDERMIS

Auch **Oberste Hautschicht** genannt und hat 5 Schichten:

Von unten nach Oben aufgezählt sind es;

BASALZELLSCHICHT

Ist die einzige Schicht die teilungsfähig ist, da sitzen Kubische bzw. Würfelförmige Zellen, die sich ständig teilen und mit Gezielte Veränderung durch alle Epidermisschichten nach oben wandern. Dies dauert 28 Tage. In dieser Hautschicht befinden sich Melanozyten (alle Hornzellen der Epidermis nennt man Melanozyten.), sie bilden Melanin, die sie in die Melanosomen abgeben. 1 Melonozyt besorgt 36 Keratinozyten (Hornzellen nennt man Keratinozyten) die befinden sich in den Haaren, Augen, Haut.

SPINDELZELLSCHICHT

Auch Stachelzellschicht genannt weil Ihre Zellen durch stachelartige Fortsätze untereinander in Verbindung stehen. Da verlieren die Zellen ihre Teilungsfähigkeit. **Langerhanszellen** sitzen auch hier, das sind Immunzellen, die sind nicht miteinander verbunden, sind frei beweglich und können wandern. Sie kommen aus Knochenmark und gehen zu Lymphknoten. Durch das Alter und Sonnenstrahlen werden sie Reduziert.

KÖRNERSCHICHT

Ist innere Hornschicht, die Verhornungsphase beginnt hier, die Keratinozyten verändern sich sehr stark, sie sind sehr flach und die kerne werden seltener. Die sternförmigen Körnchen lösen sich innerhalb der Zelle auf und geben eine art Zement ab, um Keratinfasern zu verbinden.

Da sind auch die eiförmigen Körperchen aus fetten, die nennt man Odlandkörperchen, sie sitzen zwischen den Hornzellen und sorgen für äußeren Zement. Durch UV Strahlen werden sie Aktiviert und die Vitamin D wird angeregt, es werden Enzyme für Abschuppungsprozess gebildet.

GLANZSCHICHT

Ist die grenze zwischen Innen und Außenwelt, sie bewahrt den Körper vor Feuchtigkeitsverlust. In der Glanzschicht befindet sich eine Barriere, sie verhindert, dass Substanzen in tiefere Hautschichten dringen können. Sie hat ihren Namen von ihrer lichtbrechenden Eigenschaft. Sie erscheint unter Mikroskop sehr hell.

HORNSCHICHT

Da sind die Abgestoßene, Abgestorbene, flache 6 eckige mit Keratin (Keratin ist Hornstoff bzw. feste Substanz, schwefelige Proteinstruktur) gefüllte Zellen. Die Schichtdicke ist je nach Hautbezirk z.B. Hände, Fußsohlen, Ellenbogen oder Gesicht sehr unterschiedlich. Sowie unter Einfluss der UV-Strahlen, auch beim mechanischen druck oder durch Reibung verdickt sich die Hornschicht.

DERMIS

Auch Korium oder Lederhaut genannt. Sie wird Korium genannt weil aus dem Korium von Tierhäuten Leder hergestellt wird. Die Dermis ist Wasserspeicher und Hydriert Epidermis. Korium ist eine Bindegewebe die an Epidermis angrenzt, sie ist wichtigste Hautschicht, die glatte Haut oder die Falten sind vom Korium abhängig. Hier befinden sich Nervenkörperchen, Kapillargefäße, elastische Fasern, sowie Grundsubstanz. (Grundsubstanz ist Sekretionsprodukt der Bindegewebszellen)

Durch die Blutgefäße werden Nährstoffe für Epidermis versorgt.

DERMIS hat 2 Schichten:
PAPILLARSCHICHT

Hier befinden sich Blut und Lymphkapillaren (Kapillar bedeutet Haargefäße) und Elastische Fasern. Hier werden die Nährstoffe ausgetauscht. Die Pappillen sind wellig dadurch hat man bessere Versorgung mit Blutgefäßen, und durch sie erreichen wir größere Oberfläche. Die Dehnbarkeit unsere Haut haben wir den Elastischen Fasern zu verdanken.

NETZSCHICHT

Besteht aus kollagenen Fasern und Faserbündel, Schweißdrüsen, Haarfollikel, größere Nerven, Fresszellen, weiße Blutkörperchen, Immunzellen Gefäße und Bindegewebe. Falten bekommt man durch Veränderung der Bindegewebe, Elaszität und Wasser Verlust.

SUBKUTIS

Auch Unterhautfettzellgewebe genannt, in erster Linie ist sie ein Fettdepot, Energiespeicher, Thermoregulation, Schutz und Gestalltgebend. Beinhaltet Fettzellen, Blutgefäße, Lymphgefäße, Nervengewebe, Talg und Schweißdrüsen und Haarfollikel. Bei Energie Bedarf speichern sie Fett und geben Fettsäure ab. Sie ermöglichen die Verschiebbarkeit der Haut. Sie sind durch Bindegewebe, am darunter liegende Gewebe wie
z.B. Muskel, Knochen verankert. Wenn sich hier Wasser und Schlacken einlagern kann dieses zu schwammige Gewebe führen und dies kann die Versorgung der Zellen hindern.

DIE SPALTLINIEN DER HAUT

Sie entstehen durch parallele Zugrichtung der kollagenen Fasern, um sie herum sind die elastischen Fasern. Bei Massagegriffen und Gesichtsbehandlungen soll der Spaltlinien Verlauf berücksichtigt werden wegen Hautüberdehnung. Auch der Chirurgie achtet auf die Spaltlinien, damit keine Fasern verletzt werden und die Schnittstelle besser und schnell heilt. Durch Sonnenstrahlen und mangelnde Pflege, können sich im Alter, die Spaltlinien zu Falten bilden.

DAS HAUTRELIEF

Das Hautrelief entsteht bereits im dritten Embryomonat. Alle erhabenen auch die vertieften Stellen, die die Hautoberfläche aufweist, wie erweiterte Follikelausgänge, Hyperkeratosen, Narben, Furchen, Poren, Runzeln, Falten und vieles mehr werden Hautrelief bezeichnet.

Man unterscheidet:
Die Leistenhaut jeder Mensch hat eigener Hautleistenmuster.
Es sind Tastlinien und sind an Hand und Fußsohlen deutlich zu sehen. Besitzen keine Haare bzw. Furchen, Talg und Schweißdrüsen.

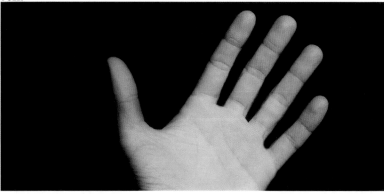

Die Felderhaut ist die Felderung und ist auf der übrigen Körperhaut zu sehen, weist Haare und Schweißdrüsen auf.

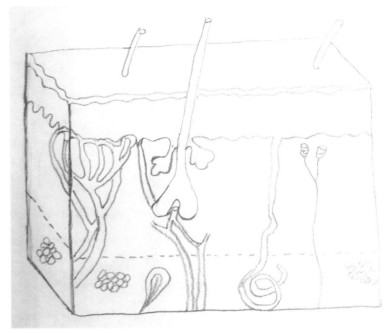

Schnitt durch die Felderhaut

DER HYDROLIPIDMANTEL

Hydrolipidmantel stammt von den Wörtern „hydro" und „lipid" und bedeutet „Wasser-Fett-Film". Er umgibt die Oberhaut (Epidermis) als natürlicher Schutzmantel. Seine Aufgabe ist den Körper vor äußeren Einflüssen wie z.B. Temperaturschwankungen, Wasserverlust etc. zu schützen. Männerhaut hat einen sehr stabilen Hydrolipidmantel und altert deshalb nicht so schnell. Der natürliche Feuchthaltefaktor, Natural Moisturizing Faktor kurz NMF genannt, befindet sich in der Hornschicht. Sie ist aus dem Schweiß (Milchsäure, Aminosäuren, Harnstoff), Talg (freie Fettsäuren) und Verhornungsprozess aufgebaut.

Er kann Feuchtigkeit in sich aufnehmen, dadurch verringert er die Oberflächenspannung der Haut und regelt das normale Wasserabstoßung des Keratins. Je nach Mengenverhältnis liegt ein Natürliches Wasser in Öl oder Öl in Wasser Emulsion vor. Dies stellt man in der Kosmetik mittels Objektträger fest, man nennt es Diaskopie. Der Hydrolipidmantel verändert sich je nach genetischer Veranlagung sowie den Äußeren Einflüssen, wie Jahres und Tageszeit, Art der Hautreinigung, Luftfeuchtigkeit, Stress oder Krankheit. Bei nicht richtiger Hautwaschung wird Hydrolipidmantel beseitigt und man entfernt dadurch auch die Feuchthaltefaktoren der Hornschicht. Der Hydrolipidmantel liegt im schwach sauren Bereich, dadurch spricht man auch von einem Säureschutzmantel.

DER SÄUREMANTEL DER HAUT

Durch die im sauren Bereich liegende Überzug der Haut, dessen p-H (p-H ist die Abkürzung von Potentia hydrogenii) Wert zwischen 5,4 bis 5,9 liegt, ist der menschliche Organismus gegen Infekte und eindringen der fremden Mikroben geschützt. Der p-H wert, Stellt den Wert für die Wasserstoff Ionen dar. Die p-H wert kann sich durch längere Einnahme von Antibiotika und häufiges waschen mit Detergenzien verschieben, dies führt zur Unterfunktion des Schutzmantels. Eine gesunde Haut bildet den Säuremantel ständig neu, dies soll binnen zwei Stunden geschehen. Man kann den Wert mit Indikator Papier grob messen.

DIE STOFFAUFNAHME ÜBER DIE HAUT

Physiologisch ist die Haut eher auf Ausscheidung als auf Aufnahme ausgerichtet. Jedoch besitzt die Haut eine Durchlässigkeit, egal welcher Art der Stoffe, sobald sie in die Haut gelangen schützt die Barriereschicht vor dem Eindringen in den Organismus. In der Epidermis wechseln die lipophile und hydrophile aneinander ab diese bilden nicht nur Barriereschicht sie stellen auch Wirkstoffspeicher dar, das heißt was perkutan über Hautpflegemittel zugeführt wird entfaltet seine Wirksamkeit und zwar:

Adsorption:
Adsorption bedeutet anlegen. Die Wirkstoffe die eingedrungen sind breiten sich in der Hornschicht aus, lagern sich an Zellmembranen, vermischen sich mit Hautsekreten, ohne selbst chemisch zu reagieren. Z.B. Make-up.

Absorption:
Absorption bedeutet aufgenommen. Die Stoffe werden Absorbiert und in den Hautstoffwechsel chemisch einbezogen. Nach 1-2 Stunden dringen sie gänzlich in die Haut ein und werden zu hauteigene Stoffe umgewandelt. Biologisch Aktive Stoffe.

Penetration:
Penetration bedeutet neutral bleiben. Es wandert durch die tote Hornschicht. Vaseline z.B. dringt noch ein weder scheidet sie aus, sie haftet in der Haut. Man muss sie mechanisch entfernen.

Resorption:
Resorption bedeutet eindringen der Stoffe bis zur Blut und Lymphgefäßsystem. Da unterscheidet man;

- **Perkutane Transfollikulare Sorption:** Die Grund und Wirk Stoffe dringen über bzw. entlang der Haarfollikel bis zu den Haarpappiellen in der Dermis.

- **Transzelluläre oder Interzelluläre Sorption:** Stoffe können von der Hornschicht aufgesaugt werden und zwischen den Zellen der Epidermis an das darunter liegende Zellgewebe abgegeben werden.

- **Intrazelluläre Sorption:** Die Stoffaufnahme erfolgt durch die Hautzellen selbst.

- **Glanduläre Sorption:** Hier erfolgt die Stoffaufnahme durch die Schweißdrüsen.

- **Permeation:** Das ist die Ausbreitung und Wanderung einer Substanz durch eine oder mehrere lebende Hautschichten. Man bezeichnet sie auch Gleitschiene, sie beschleunigen die Aufnahme von Wirkstoffen über die Haut.

- **Aufnahme über die Kittsubstanz:** Bei den täglichen Hautreinigung mit Bedampfung, Peeling, warme Kompressen sorgt man dafür das die Hornschicht durchlässiger wird, dadurch können Grundsubstanzen und Wirkstoffe besser in die Haut gelangen.

DIE HAUTTYPEN

Die Hauttyp ist Genetisch veranlagt ist aber auch von Klima beeinflusst. So hat der Nordländer z.B. eher trockene, dünnere und pigmentarme Haut, im vergleich zu denen die in den heißen Zonen lebenden, dunkelhäutigen Menschen die eine fettere, dickere, pigmentreiche Haut haben. Eine Gesunde Haut ist samtig zart, glatt, natürlich glänzend und sieht stets wie frisch gewaschen aus. Sie ist so fest das man sie über dem Jochbein nicht abheben kann.

Wie schon erwähnt, wird die Haut von Umweltbelastungen, Sonnenstrahlungen, Klimaanlagen, allgemeine Strahlenbelastungen, Ernährungsumstellungen, gynäkologische Problemen oder Geburt und Stress beeinflusst und verändert. Daher gleicht keine Haut 100% der anderen.

In der Kosmetik wird die Haut auf Drei Hauptgruppen unterteilt:

- **Normale Haut:** Die Haut wird normal bezeichnet, wenn Talgdrüsen und Follikel, die Verhornung und Abstoßung der Hornzellen, die Porigkeit, die Durchblutung, die Empfindlichkeit, die Epidermisdicke, Koriumdicke, Tonus, Turgor normal, Haut Rosig und Glatt ist und keine besonderen Erscheinungen hat. (Turgor ist Ausdruck für die im Gewebe vorhandene Flüssigkeit und der Tonus ist der Spannungszustand der Muskelgewebe)

- **Die Fette Haut:** Die Haut hat große Poren, Komedonen, Überfunktion der Talgdrüsen, dickere Epidermis und grobe Hautrelief. Meist ist dieser Hauttyp durch einen Fettglanz zu erkennen.

Die Fette Haut unterscheidet sich:
Seborrchoea oleosa

Das heißt fett-feuchte Haut, sie ist blass, schmierig, Durchblutung ist vermindert, Empfindlichkeit und Koriumdicke ist normal, Tonus und Turgor ist normal, hat große Poren, Epidermis ist dick, Hydrolipidmantel zeigt zu hohe Talg und Schweißproduktion, die besonderen Erscheinungen sind Komedonen bzw. Pustelbildung.

Seborrchoea sicca

Das heißt fettige feuchtigkeitsarme Haut, sie ist blass, schuppig, rau, die Durchblutung ist vermindert, sie ist normal bis Empfindlich, Tonus, Turgor, Koriumdicke ist normal, hat große Poren, die Epidermis ist dick, Hydrolipidmantel zeigt zu hohe Talgproduktion, besondere Erscheinungen sind, die hohe Talgproduktion und rasche Dehydration der Hornschicht.

Die schonende aber gründliche Reinigung bei diesem Hauttyp ist sehr wichtig.

Die Trockene Haut:

Sie haben keine Komedonen. Die sind eher bei den blonden oder rothaarigen Menschen zu finden als bei dunkelhaarigen.

Durch die geringe Sekretionsleistung der Talgdrüsen kommt es zu fett und feuchtigkeitsarmen Fett Trocken oder Feuchtigkeitstrockenen Wassertrockenen Haut.

Die Fett trockene Haut

Ist rosig, rötlich, stumpf und schuppig, Kleinporig, hat dünne Epidermis und Korium, die Durchblutung ist meist gestört, sie ist normal bis Empfindlich, Turgor und Tonus ist normal, Hydrolipidmantel weist auf verminderte Leistung auf.

Besondere Erscheinungen sind Teleangiektasien das sind erweiterte Äderchen, neigt zu vorzeitige Hautalterung, Spannungsgefühl nach dem Waschen, hat Epheliden das sind Sommersprossen.

Wassertrockenen Haut

Ist rosig, rötlich, rau, Durchblutung ist meistens gestört, sie ist normal bis Empfindlich, Tonus ist normal Turgor ist vermindert sie hat kleine Poren, Epidermis und Koriumdicke ist dünn, Hydrolipidmantel weist auf verminderte Leistung hin. Besondere Erscheinungen sind Teleangiektasien das sind erweiterte Äderchen, neigt zu vorzeitige Hautalterung, Spannungsgefühl nach dem Waschen, hat Epheliden das sind Sommersprossen.

Die Empfindliche Haut

Ist fleckig gerötet, rau schuppig, Durchblutung ist meist gestört, sie ist überempfindlich, Tonus ist normal Turgor ist normal bis vermindert, hat selten große Poren sondern klein bis normal, Epidermis und Koriumdicke ist normal bis dünn, Hydrolipidmantel weist auf schuppige, oft gerötete Areale Milien (das sind Hirsekorn große Hautblaschen mit flüssigem Inhalt).

Dies überprüft man in der Kosmetik mit einen Desinfiziertem Spatel, man streicht mit wenig druck am Dekoltee, mit diesen Reiz zeigt die Haut die Sensibilität. Wenn sich die Haut rot färbt ist es die Aktivität des Gesichtsnervs (Vagus) die Haut ist überempfindlich und wenn es sich weiß färbt ist dies eine Antwort des sympathischen Nervsystems und deutet auf den Trockenen Hauttyp.

Je stärker die Hautverfärbung sichtbar ist bzw. je länger es anhält, desto Empfindlicher ist die Haut. Dies nennt man **Dermographie**.

Atrophische Haut, unterscheidet man Zeitgealterten und

Umwelgealterten Haut.

Die Zeitgealterte Haut ist

grau, ledrig, die Durchblutung ist meist gestört, Empfindlichkeit ist normal, Tonus und Turgor sind vermindert, sie ist Großporig, Epidermis und Koriumdicke ist dünn, Hydrolipitmantel weist auf verminderte Leistung, besondere Erscheinungen sind Epheliden, Komedonen, Hirsutismus. (ist männliche Behaarung bei den Frauen)

Umweltgealterte Haut ist

bräunlich, ledrig, die Durchblutung ist meist gestört, Empfindlichkeit ist normal, Tonus und Turgor sind vermindert, hat große Poren, Epidermis ist dick, Koriumdicke ist dünn, Hydrolipitmantel weist auf verminderte Leistung, besondere Erscheinungen sind Komedonen Hyperkeratosen, Verdickung der Hornschicht der Haut z.B. Hühnerauge, Chloasmen (das sind Braunfärbung der Haut z.B. beim Schwangeren)

Wie beim Konstitutionstypen findet man auch bei der Haut Mischformen

Die Mischhaut:

Die weist in der T-Zone starke Talgsekretion auf. T-Zone Bezeichnet die Gesichtsregion, die aus Stirn, Nase und Kinn besteht.

AUFGABEN DER HAUT

- **Schutz vor Kälte, Hitze und Strahlung,**
- **Schutz gegenüber Druck, Stößen und Reibung.**
- **Schutz bei chemischen Schädigungen.**
- **Schutz vor dem Eindringen von Mikroorganismen.**
- **Schutz vor dem Verlust von Wasser und Wärme**

DAS MENSCHLICHE HAAR

Unsere Haare sind uns sehr wichtig, sie Schützen uns von Staub, Sonnenlicht, Kälte. Sie sind ein Tastsinn und Schmuck in der Fortpflanzung!

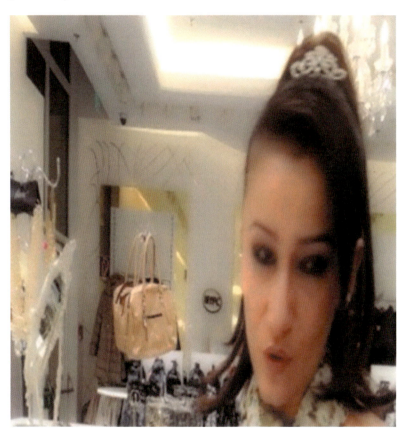

HAARAUFBAU

Das menschliche Haar besteht aus Keratin, verhornten Zellschichten der Haut wie die Nägel und gehört auch zu den Hautanhangsgebilden. Das Haar ist Aufgebaut aus dem Haarschaft die aus dem Epidermis (Oberhaut) herausragt, Haarwurzel die bis Subkutis (Unterhautfettgewebe) reicht, Haarzwiebel die sich in der Haarfollikel befindet und Haarpapille die für den Ernährung des Haarzwiebels und Wachstum des Haares zuständig ist. An die Haarpapille ist eine Talgdüse befestigt die den Haar einfettet damit diese nicht austrocknet. Jedes einzelne Haar ist von einem Muskel umfasst und von Nervenfasern umgewickelt. Die Nervenfasern sind sehr fein, sie registrieren kleinste Berührung wie einen kleinen Luftzug. Dann ziehen sich die Muskeln zusammen und es entsteht Gänsehaut.

ES GIBT 3 HAAR ARTEN

Terminalhaare: (Langhaare) am Kopf , Bart, Achseln und in der Genitalregion.

Borstenhaare : Wimpern, Augenbrauen, Nase und Gehörgang.

Vellushaare: Armen, Beinen und feine Körperhaare

WACHSTUMSPHASEN DES HAARES

Wachstumsphase:
In der Wachstumsphase wachsen die Haare ca. 1mm in 3 Tagen. Die Wachstumsphase und Dauer ist je nach Körperregion unterschiedlich.
Das ist genetisch festgelegt und hormonell bedingt. Diese Phase ist bei Männern 2-4 Jahre und bei Frauen 4-6 Jahre.

Übergangsphase:
Dauert 2-4 Wochen. Daran schließt sich eine Ruhepause an, die 3-4 Monate dauert, auch das ist regional unterschiedlich, z.B. bei den Augenbrauen dauert es etwa 6-8 Monate.

Ausgangsphase:
Nach der Ruhephase fällt das Haar aus und macht Platz für ein neues Haar, das neue Haar wächst aus demselben Haarfollikel nach. In jeden Haarfollikel kann 10-12-mal ein Haar nachwachsen.

Die Haare wachsen 1cm pro Monat und Fallen täglich 50 bis 100 Stück aus was als normal bezeichnet wird, aber trotzdem ein Haarausfall ist.

Form ist nach dem Haarfollikel festgelegt entweder gerade oder Spiralförmig und die Farbe ist genetisch festgelegt ist aber auch von Melanin bzw. Farbstoff abhängig. Im Alter Ergrauen die Haare durch Pigmentverlust. Durch Schock kann es auch zum Plötzlichen Ergrauen kommen.

HAARTYPEN

Jeder Mensch besitzt ca. 2 Mio. Haarwurzeln. Auf dem Kopf wachsen ca. 100.000 bis 150.000 davon. Die Anzahl der Haupthaare ist von der Haarfarbe abhängig. Dunkelhaarige Menschen haben im Schnitt weniger Haare als hellhaarige.

FEINES HAAR

Viele Frauen und Männer haben Probleme mit dünnem, kraftlosem Haar. Dadurch wirken die Haare schnell fettig und strähnig. Solche Haare sind meistens erblich bedingt und lassen sich nur schwer verändern. Kraftloses und mattes Haar, das wenig Volumen entwickelt, ist häufig in verschiedenen Ursachen begründet.

FETTIGES HAAR

Dann sind die Talgdrüsen Überaktiv.

TROCKENES HAAR

Dann produzieren entweder die Talgdrüsen zu wenig Fett oder die Haare werden falsch gepflegt. Auch übermäßige Wärme, Sonne, Fön und aggressive Flüssigkeiten wie Chlorwasser, Salzwasser, Färbungen trockene Haare verursachen.

SPLISS

Unter der Einwirkung von Sonne und Wind zerfasern die Haarspitzen. Meisten lösen sich die Schuppen, die normalerweise den Haarschaft schützen, Schicht um Schicht ab und das Haar verliert an Glanz und Kämmbarkeit. Spliss tritt in der Regel nur bei längeren Haaren auf. Dies kann einerseits an Reiben auf dem Pullover oder besonders empfindlichen Haaren liegen. Wenn dieser Prozess fortschreitet, liegen irgendwann die inneren Fasern bloß. Sichtbar wird das in den Haarspitzen. Sie spalten sich und der Spliss ist sichtbar. Aus den aufgebrochenen Fasern fallen die Pigmente heraus, und die Haarspitzen bleichen aus. Dieses Merkmal deutet unverwechselbar auf zuwenig gepflegte Haare hin.

SCHUPPEN

Die Kopfhaut erneuert sich ständig, normalerweise in einem vier Wochen Zyklus. Bei einer übermäßigen Schuppenbildung ist dieser Vorgang deutlich beschleunigt. Die sonst winzigen Einzelzellen werden als Zellhaufen abgestoßen und sind daher erst sichtbar. Auch sind Schuppen häufig durch nicht richtig funktionierende Talgdrüsen bedingt. Es liegt hier keine Überproduktion vor. Das Fett kommt zu dickflüssig heraus, fettet nicht mehr das Haar, sondern verklumpt die Hautschuppen zu sichtbaren größeren Hautballen. Hier liegt keine Erkrankung der Kopfhaut vor.

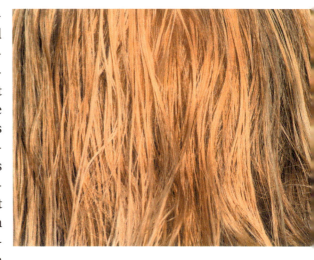

HAARPFLEGE

Für eine Superlösung sind die einzelnen Haare und deren Probleme zu unterschiedlich. Die eine Lösung kann bei der einen wirken, bei der anderen nicht. Wie bei der Haut. Daher ist es wichtig, vorher genau zu überlegen, woher die Probleme kommen könnten. Jedes Haar braucht seine spezielle Pflege, sonst könnte es sein, dass den Haaren ungeeignete Wirkstoffe zugeführt werden.

HAARE WASCHEN

Achten Sie beim Kauf des Shampoos darauf, dass es auf Ihr Haar abgestimmt ist. Mehr als 50% der Käuferinnen kaufen falsch ein. Waschen Sie Ihr Haar mit warmem Wasser (nicht zu heiß) und benutzen Sie wenig Shampoo. Eine große Schaumentwicklung ist kein Zeichen der Reinigungskraft. Schütten Sie das Shampoo erst

in Ihre Handflächen, verteilen Sie es von dort aus gleichmäßig ins Haar. Rubbeln Sie das Haar niemals, sondern massieren es sanft mit den Fingerspitzen durch. Achten Sie darauf das Shampoo sehr gründlich auszuspülen! Rückstände des Shampoos im Haar können den Glanz Ihrer Haare sehr stark beeinträchtigen und führen zu Irritationen Ihrer Kopfhaut.
Bürsten Sie vor der Wäsche Ihr Haar gründlich mit einer weichen Bürste durch. Dadurch lösen Sie im Haar verbliebene Rückstände von Stylingprodukten. Trocknen Sie Ihre Haare vorsichtig. Rubbeln Sie nie mit dem

Handtuch Ihre Haare trocken. Das könnte zu schwerwiegenden Strukturschäden führen. Gerade nasse Haare sind sehr empfindlich und können leicht zerstört werden.
Benutzen Sie zum Auskämmen und Entwirren nur grobzackige Kämme. Beginnen Sie mit dem durchkämmen der Haare an den Haarspitzen und arbeiten von unten nach oben. Vermeiden Sie starkes ziehen oder reißen! Wenn sich Ihr Haar trotzdem ohne Ziepen und Zerren kaum auskämmen lässt, ist dies ein Zeichen dafür, dass das Haar an diesen Stellen bereits geschädigt ist. Hier empfiehlt sich auf jeden Fall eine Haar Kur. Achten Sie beim Kauf darauf, dass die Borsten weder scharf noch rau sind. Sie sollten auf keinen Fall kratzen. Machen Sie auf dem Handrücken eine Probe. Borsten müssen richtig angeordnet sein, das heißt: eng zusammenstehend für kurzes Haar, weit auseinander stehend für dickes oder langes Haar. Zum Formen sind Rundbürsten gut geeignet.
Zum Föhnen bei Kurzhaar sind Plastikbürsten (Skelettbürsten) mit weit auseinander stehenden Borsten gut. Zusätzlich hat es den Vorteil, dass sich damit mehr Volumen aufbauen lässt. Bei Kämmen sollten die Zinken an den Spitzen rund sein und keine Mittelnaht haben. Je weiter sie auseinander stehen, umso schonender fürs Haar. Feine Kämme bleiben oft im feuchten Haar hängen.

HAARENTFERNUNG IN DER KOSMETIK

DEPILATION:

Ist wegnehmen auf begrenzter Zeit.

Mechanisch:
Da gehört das Rasieren, Schneiden, Reiben mit Bimsstein und Schmirgelpapier.

Chemisch:
Das funktioniert mit Enthaarungscreme und Enthaarungsschaum.

EPILATION:

Ist wegnehmen auf unbegrenzter Zeit. Da wird das Haar mit der Pinzette oder mit verschiedenem Wachsarten wie Kaltwachs, Warmwachs, Filmwachs usw. herausgezupft.

Permanente Epilation
Wird Elektrisch mit Gleichstorm durchgeführt.

Nadel Epilation:
Wird mit Hochfrequenz durchgeführt, dadurch entsteht Zelltod. Haarentfernung auf Dauer.

Eintrocknung / Desinkration:
Wird Ärztlich durchgeführt.

Laser:
Ist angeregte Sendung von Strahlen, es entsteht ebenfalls Zellverkochung.

IPL:
Das heißt Intensiv Pulsierendes Licht, weiter entwickeltes Gerät nach Laser. Epilation auf Dauer.

Trotz der Aufgaben unsere Haare, trotz dem das wir sie eigentlich brauchen, können sie jedoch lästig sein. Es ist sehr toll dass man auch dafür eine Lösung gefunden hat. Dies ist ein tolles Ergebnis von einer Laserbehandlung. Fotoaufnahme Laserklinik Deutschland.

DIE VERBINDUNG ZWISCHEN KONSTITUTIONSTYP UND HAUTTYP

Die 3 nachfolgend genannten Konstitutionen sind als Grundkonstitutionen zu verstehen. Oft findet man Mischkonstitutionen oder Untertypen vor, eine klare Abgrenzung ist deshalb für den Laien in der Regel nicht möglich. Sicherlich ist es hilfreich, wenn man weiß, welche Organsysteme besonders gefährdet sind denn in diesem Fall ist eine gezielte Vorbeugung möglich.

1. Lymphatische Grund-Konstitution
- blaue Augen
- helle Haut, helle Haare
- konstitutionelle Empfindlichkeit der Haut
- Disposition zum Lymphatismus
- Neigung zur Vergrößerung der Mandeln, Milz und der Lymphknoten
- Neigung zu Infekten im Hals-Nasen-Ohren-Bereich
- Neigung zu chronischer Blinddarmreizung oder -Entzündung
- Konstitutionsmittel z.B. mit dem homöopathischen Wirkstoff Scrophularia nodosa

2. Hämatogene Grund-Konstitution
- braune Augen
- braune bzw. schwarze Haare
- dunkle bis brünette Haut
- biliäre Konstitution mit cholerischem Temperament
- Neigung zu Leber- und Gallestörungen
- Neigung zu Hauterkrankungen (wie Furunkulose, pustulöse Erscheinungen)
- Neigung zu Kreislauferkrankungen, Krampfadern oder

Thromboseneigung
- Konstitutionsmittel z.B. mit dem homöopathischen Wirkstoff Quassie Amara

3. Dyskratische Grund-Konstitution
- grüne oder gemischt farbige Augen
- helle, unreine Haut mit Pigmentflecken
- dunkle bis schwarze Haare
- Neigung zu Stoffwechselstörungen (wie Gicht, Diabetes mellitus, harnsaure Diathese),
- Neigung zu Hautjucken; Hautausschläge;
- Neigung zu schlechter Verdauung; Verstopfung oder Durchfall.
- Neigung zu häufigerem Auftreten von Krebserkrankungen in der Familiengeschichte
- Konstitutionsmittel: z.B. mit dem homöopathischen Wirkstoff Thuja occidentalis.

KONSTITUTIONSTYPEN NACH AYURVEDA
„Die Wissenschaft des Lebens"
VATA PITTA KAPHA

VATA

Ist im Ayurveda das Luft – Element, das Prinzip der Bewegung, welches auch in geistiger und Körperlicher Aktivität Ausdruck findet. Wechselhaft – kühles Wetter, Stress, Hektik und Ernährungsfaktoren können Vata steigern. Ein Übermaß an Vata führt zu Körperlicher und Geistiger Unruhe, trockener Haut und früher Faltenbildung!

PITTA

Ist im Ayurveda das Feuer – Element und das Prinzip der Energie. Es äußert sich in dynamischer Aktivität, Lebenskraft und Vitalität. Warmes Wetter, starke Sonneneinwirkung, ein heltischer, unruhiger Tagesablauf und Ernährungsfaktoren können Pitta steigern. Ein Übermaß an Pitta führt zu körperlicher und emotionaler Hitze empfindlicher, rasch irritierter Haut.

KAPHA

Ist im Ayurveda das Erd – Element, das Prinzip der Festigkeit. Es gibt dem Leben Stabilität, Struktur und Beständigkeit. Kalter – feuchter Wetter erhöht Kapha, auch geringe geistige und körperliche Auslastung sowie Ernährungsfaktoren. Ein Übermaß an Kapha führt zu Unbeweglichkeit und Antriebsarmut – fettiger und unreiner Haut.

CHINESICHE KONSTITUTIONSTYPEN

Die chinesische Medizin kennt nach dem System der fünf Wandlungsphasen fünf Konstitutionstypen. Die meisten Menschen leben zwei Wandlungsphasen. Es gibt nur wenige Menschen, die durch eine Wandlungsphase gekennzeichnet sind, und auch wenige, bei denen mehr als zwei Wandlungsphasen in den Vordergrund treten.

Bei vielen Menschen findet man neben ihren dominierenden Wandlungsphasen eine Schwäche einer oder mehrerer Wandlungsphasen. Die chinesischen Konstitutionstypen erkennt man am körperlichen Bau, den Charaktereigenschaften, den Vorlieben und Neigungen, sowie an im Verhalten vorherrschenden psychischen Reaktionen.

Aus dem Erkennen der Konstitutionstypen und deren Einbeziehung in chinesische Diagnosen erzielt man ein breiteres diagnostisches Fundament, mehr Verständnis und so auch mehr Wirksamkeit in der Therapie.

Metall-Lungen-Typ

Menschen vom Lungen-Typ sind zartgliedrig, dünn, sensibel, und haben eine ausgesprochen differenzierte Wahrnehmung. Sie sind minuziös, detailorientiert und lieben Genauigkeit. Ihre Wahrnehmung und ihr analytischen Denken ist hoch entwickelt. Sie nehmen oft ihre Sensibilität nicht als positive Qualität wahr, sondern als Verletzlichkeit, sind deshalb zurückhaltend, schüchtern oder erscheinen kühl und distanziert. Sensible, zarte Metall-Typen werden häufig z. B. von dynamischen Holz-Typen überfahren und verstecken sich oft psychisch. Distanz und Rückzug sind ihre Reaktionsmuster.

Metall-Typen neigen zu Traurigkeit und haben die Tendenz nicht im Körper, in Gefühlen, sondern in Detailorientierten Denkmustern zu sein. Oft haben sie eine kritische Lebenseinstellung. Der Aufenthalt in der Natur mit guter Luft wirkt sich positiv aus, wie auch die vermehrte Präsenz im Hier und Jetzt. Akupunktur aber auch Qi Gong bringt Metall-Typen intensiver in den Körper, in Kontakt mit ihren oft verdrängten oder unterdrückten Gefühlen.

Erde-Milz-Pankreas-Typen

Menschen vom Erde-Typ sind Körper orientiert, rundlich, robust, oft gut genährt. Sie genießen gutes Essen, kochen gerne, sind gastlich, freundlich, nährend, warm und weich. Sie haben ein rundliches Gesicht und runde Körperformen. Bei Störungen nehmen sie leicht Gewicht zu, neigen zu Übergewicht und können häufig teigige Ödeme entwickeln. Flüssigkeitsansammlungen sind ihr großes Problem, auch in Form von Schleim, der trüb, also unklar werden kann. Ihre Gedanken sind dann langsam, unklar bzw. konfus, sie können nur schwer Entscheidungen treffen und kommen leicht in eine Opferhaltung. Im Kreis denken, Sorgen und Grübeln sind die Folge diffuser, trüber Energiemuster, die auch geistig verlangsamen.

Holz-Leber-Typen

Holz-Konstitutionstypen sind Energie geladen, immer in Bewegung, haben kräftig ausgeprägte Muskulatur, ein ovales, Kieferbetontes Gesicht, oft buschige Augenbrauen. Sie zeigen einen starken Bewegungsdrang, treiben intensiv Sport, sind emotional und leidenschaftlich, haben ausgesprochen viel Vitalität. Sie sind häufig die Macher, die alles in Bewegung halten wollen und es auch oft tun. Mit ihren festen Lebenseinstellungen bzw. Glaubensmustern dominieren sie andere Menschen. Ihr Problem ist die Stagnation im Fließen ihrer Vitalität,

Emotionen werden nicht ausgelebt und dann gehalten. Frustration aber auch Zorn und Wut sind häufig die Folge. Alkohol bringt das stagnierte Leber - Qi in Bewegung, deshalb ist hier ein vermehrter Missbrauch möglich. Übermäßige Leber - Yang-Aktivität führt zu Erschöpfung, Müdigkeit, ein typisches Störungsmuster für Leber-Konstitutionstypen.

Wasser-Nieren-Typen

Wasser-Konstitutionstypen sind groß, breitschultrig, haben oft ein breites Becken, große Knochen, kräftiges Kinn, also eine kräftige Konstitution. Sie haben viel persönliche Kraft ein starkes Ich, sind willensstark. Typischerweise sind sie ruhig, langsam, stoisch, wenig in Bewegung. Durch ihre ruhige, gelassene Art erholen sie sich gut bei Überanstrengungen. Die ausgeprägte Willensstärke bedingt eine deutliche Unabhängigkeit von wechselhaften Entwicklungen ihrer Umwelt. Sie können leicht komplexe Gegebenheiten und Strukturen erkennen und überschauen.

Mit ihren "starken Nieren" sind sie sehr regenerationsfähig. Trotzdem werden sie bei übermäßiger Tätigkeit schwächer, dies kann zu Steifigkeit bzw. Starre führen. Häufig sitzen sie Situationen aus und werden zunehmend körperlich und psychisch starrer. Angst kann sie stark lähmen und verstärkt ihre Steifigkeit.

Herz-Feuer-Typen

Herz Konstitutionstypen sind lebendige, verspielte Menschen mit leuchtend, funkelnden Augen. Charakteristisch ist für sie ein hohes Maß an Toleranz, zudem sind sie sehr mitfühlend, herzlich und liebevoll. Herz-Typen haben eine anziehende Ausstrahlung und sind oft freudig erregt. Ihre Lebhaftigkeit kann zu übermäßiger Schnelligkeit führen. Probleme kommen durch übermäßige Begeisterung, die zu stark beschleunigt und zu Übererregbarkeit führt. Sie werden, z.B. von einer Idee fasziniert und davon oft übermäßig in Besitz genommen, bisweilen neigen sie dann zu fanatischer Überreaktion. Verletzungen ihres Herzens führen zu emotionalem Rückzug, mit einem verschlossenen Herzen bis hin zur "Herzpanzerung". (Dr. med. Gabriel Stux)

DIE WANDLUNG DER HAUT IM LAUFE DES LEBENS BEI DEN GESCHLECHTERN

25. Woche

Die Fett- und Schweißdrüsen der Haut funktionieren nun. Die empfindliche Haut wird von der Käseschmiere, einem weißen Fettfilm vor dem Fruchtwasser geschützt. Wenn es die Augen öffnet, schaut es jetzt schon in der Dunkelheit herum. Sie blinzelt bei einem unerwarteten Geräusch. Alle Hirnzellen, die sie für den Rest des Lebens haben wird, sind nun gebildet. Unterschiede im Herzschlag können gehört werden. Es trinkt nun zwischen durch vom Fruchtwasser und wenn sie nun auf die Welt kommen würde, könnte sie schon überleben.

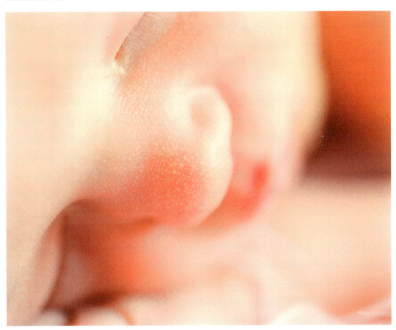

Kinderhaut ist extrem empfindlich gegenüber allen äußeren Einflüssen.

Besonders Säuglinge und Babys sollten nicht direkt der Sonne ausgesetzt werden, Kinderhaut hat einen schwachen Eigenschutz, da nur wenig des schützenden Hautfarbstoffes Melanin produziert wird.

Erst ab dem zweiten Lebensjahr setzt die Fähigkeit zur Ausbildung der Lichtschwiele ein. Babys benötigen einen ganz besonders hohen Qualitätsstandard bei der täglichen Hautpflege. Durch die sich Entwicklungs- bedingt ändernde Hautstruktur macht es erforderlich, Hautpflege-Produkte ständig dahingehend zu prüfen, ob sie für das Kleinkind geeignet sind.

Grundsätzlich sollte man jeden Sonnenbrand Vermeiden, denn mit der Anzahl der Sonnenbrände im Kindesalter steigt das spätere Hautkrebsrisiko.
In der Pubertät sind wiederum andere Produkte erforderlich, besonders dann, wenn z.B. Pubertätsbedingte Akne entsteht.

Eine Normale Haut ist fast Perfekt. Sie schaut wie frisch gewaschen aus, sie ist Rosa, prall und strahlt einfach. Durch falsche Ernährung, Genussmittel wie Alkohol, Tabak, Umwelt und vieles mehr werden die Struktur der Haut und die Beschaffenheit völlig verändert. Sowohl beim Männer wie Beim Frauen.

Dass es Unterschiede zwischen Mann und Frau gibt, kann niemand bestreiten. Doch dass diese Verschiedenheiten bereits bei der Haut beginnen, hätte noch vor 10 Jahre kaum jemand geglaubt. Obwohl von Aufbau identisch, gibt es einige wesentliche Merkmale die vor allem hormonell bedingt sind zwischen der Haut einer Frau und die eines Mannes.

Das Erscheinungsbild der männlichen Haut, fettiger und großporiger als weibliche Haut, wird vorwiegend durch hormonell bedingte Hautunterschiede beeinflusst, z. B. durch die Hautdicke und die erhöhte Talgdrüsensekretion. Die dickere männliche Haut hat ein höheres Wasserbindungsvermögen und lässt die Haut gespannter und fester aussehen.

Die erhöhte Talgproduktion ist verantwortlich für eine ausreichende Menge an Feuchtigkeit in der Haut und für die Zusammensetzung des so genannten Hydrolipidfilms. Dieser Film regelt den Wassergehalt der tiefer liegenden Schichten, hemmt die Austrocknung und gibt der Haut ein glattes, Geschmeidiges Aussehen.

Zudem hat Männerhaut eine geringe Neigung zur Faltenbildung. Falten zeigen sich beim Mann meist Später als bei der Frauen und auch nicht als kleine Knitterfältchen, sondern mehr als männlich-markanter Falten.

Infolge der erhöhten Talgproduktion kann es vor allem bei jungen Männern öfter zu Mitessern und Akne kommen. Diese entstehen, wenn sich der Talg zusammen mit abgestorbenen Hautzellen an den Poren festsetzt. Eine Reizung der Mitesser führt zur Ansiedlung von Keimen und entzündlichen Pickeln.

Die Gealterte Haut nimmt mit der Zeit an Kollagen und Elastische Fasern ab, alles wird weniger die Talgproduktion die Spannkraft usw. es werden immer mehr Falten gebildet es entstehen Alterswarzen die Haare werden am Kopf weniger dafür kommt zu Bärtchenbildung bei den Frauen vor allem.

Es kann zeit oder Umwelt gealtert sein. So werden wir einmal ausschauen das ist nicht zu vermeiden aber mit der Vorbeugung kann man das herauszögern.

FALSCHE HAUTPFLEGE UND UMWELTEINFLÜSSE AUF DIE HAUT

Unsere Haut wird durch falsche Pflege und Umwelteinflüsse Irritiert. Bevor man sich irgendwelche Cremen kauft soll man unbedingt vorher Fachliches Wissen in Anspruch nehmen. Wenn man Trockene Haut hat sollte man keine Feuchtigkeitsspendende Cremen anwenden, wenn man Fettige Haut hat sollte man das Gesicht von Unreinheiten befreien, wenn man sich selber nicht zum helfen weis dann sollte man mindestens einmal im Monat zur Kosmetikerin gehen.

Wen man Akne hat oder dazu neigt dann muss man die Hände davon lassen und einen Arzt aufsuchen, wen man Empfindliche Haut hat dann sollte man möglichst Natur Produkte anwenden oder das Problem auf den Grund gehen und den Grundfaktor beheben bevor man zig verschiedene Produkte in Anspruch nimmt.

Wie wir alle wissen ist Heut zu tage unsere Sonne durch Ozonloch sehr Schädlich besonders zwischen elf Uhr Vormittag und drei Uhr Nachmittag. Um diese Uhrzeiten sollte man möglichst die Sonne vermeiden oder zu mindest im Schatten sitzen. Durch die Klima Anlagen wird unsere Haut ausgetrocknet und wird rau, selbstverständlich auch durch den Wind.

Man sollte richtige Cremen dagegen anwenden, die als Schutz dienen. Wie z.B. Vaselin im Winter, oder im Sommer Make-up mit hohem Lichtschutzfaktor, für Trockene Haut Native Hochwertige Öle vom Reformhaus.

Durch die Abgase wird unsere Haut sehr verschmutzt daher ist die Richtige Abnahme vom Schmutz sehr wichtig den der Schmutz geht mit waschen alleine nicht runter, daher ist ein Reinigungsmilch für Trockene Haut und Reinigungsgehl für Unreine Fette haut unbedenklich.

INNERE WIRKUNG AUF DIE HAUT

Visualisierungsübung

Stellen Sie sich Ihre Gesundung bildhaft vor! Sie sind erfüllt mit Licht und Lebensenergie Lassen Sie das Bild Ihres gesunden und heilen Körpers entstehen
Lassen Sie in Ihrer Vorstellung das Licht zu den Körperzellen fließen, die der meisten Hilfe bedürfen.

Stellen Sie sich vor, wie das goldene Licht Ihre Körperzellen reinigt und mit Lebensenergie erfüllt, so dass Sie in vollendeter Art und Weise in ihre ursprüngliche Ordnung zurückkehren.

Lassen Sie dann das strahlende Licht zu Ihren Ausscheidungsorganen fließen, damit diese gekräftigt werden und alles Abgestorbene, alles Überflüssige auf natürlichem Weg aus dem Körper entfernen können.

Lassen Sie nun vor Ihrem geistigen Auge das Bild Ihres gesunden und heilen Körpers entstehen, mit einer lichtvollen Seele, so wie es von der Schöpferkraft vorgesehen ist, und sehen Sie sich in bestmöglicher Gesundheit. Prägen Sie sich dieses Bild ganz fest in Ihrem Bewusst-sein ein und verweilen Sie bei dieser Vorstellung.

Lassen Sie ein Gefühl der Dankbarkeit in sich entstehen, dafür, dass Ihre Körperzellen so wunderbar für Sie arbeiten. Intensivieren Sie dieses Gefühl. Kehren Sie dann langsam wieder in Ihr Tagesbewusst-sein zurück, indem Sie sich recken und strecken, tief durchatmen und langsam die Augen wieder öffnen. Die Haut ist die Spiegel der Seele. Wenn es der Seele nicht gut geht, geht es Unseren Haut auch nicht gut.

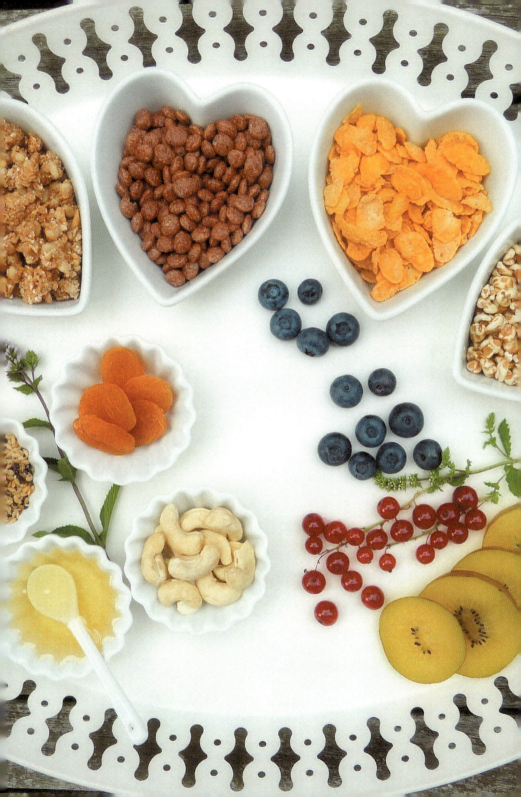

DIE WIRKUNG DER PSYHE AUF DIE HAUT

Glückskinder haben gesündere Herzen und Kreislaufsysteme und ihr Risiko, Krankheiten wie Diabetes zu entwickeln ist deutlich geringer. Wer gut gelaunt durch den Alltag geht, hat völlig andere Konzentrationen von biochemischen Steuermolekülen im Blut als jene Menschen, die nur selten Glücksgefühle erleben.

Dies legt eine britische Studie nahe, die in der Zeitschrift "Proceedings of the National Academy of Sciences" veröffentlicht wurde. "Ob jemand in seinem täglichen Leben glücklich ist oder nicht, scheint einen großen Einfluss auf die Konzentration bestimmter Stoffe im Blut zu haben", erklärt Jane Wardle, klinische Psychologin und Mitglied des Forscherteams. Und diese Substanzen seien eng mit bestimmten Erkrankungen verknüpft.

Gesunde Glücksmomente

"Je glücklicher Menschen sind, desto niedriger ist Ihr Kortisonspiegel während des Tages" sagt Wardle und:

"Bei Männern, nicht aber bei Frauen, liegen Puls und Blutdruck niedriger." Bekanntermaßen gelten ein niedriger Puls und Blutdruck als Hinweise auf einen gesunden Kreislauf.

Außerdem wiesen Menschen mit häufigen Glücksmomenten selbst nach dem Stresstest niedrigere Konzentrationen des Blutproteins Fibrinogen auf. Dieses Molekül macht das Blut dickflüssiger und ist für die Blutgerinnung bei Verletzungen mitverantwortlich.
In hohen Konzentrationen fördert es aber auch das Auftreten von

Verkalkung in den Herzkranzgefäßen (Arteriosklerose). Anfallsartige Herzschmerzen oder sogar Herzinfarkte können die Folge sein. Im Endeffekt sinkt damit das Herzinfarktrisiko der Glücklichen.

Carol Shively von der amerikanischen Universitätsklinik Wake Forest in Winston-Salem führt aus:

"Dies ist ein gutes Beispiel, wie Gefühle Menschen helfen, sich besser an die Umwelt anzupassen". Mit Einflüssen von außen kämen glückliche Menschen einfach besser zurecht. Wissenschaftler hatten das schon lange vermutet, ein Beweis fehlte aber bislang.

Glück habe auf den Körper sicherlich genauso starke Auswirkungen wie Ärger oder Depressionen - nur eben umgekehrt, so Shively. Wenn es dem Körper gut geht dann geht es unseren Haut auch gut, sie ist gut durchblutet sie strahlt sie sieht frisch aus.

DIE HAUTPFLEGE, WAS VERSTEHT MAN UNTER SCHÖNHEIT

Lotosfüße und Tellerlippen

Jahrhunderte lang waren in China so genannte Lotosfüße en vogue. Damit Frauenfüße eine zierliche Form bewahrten, umwickelte man sie bereits im Kindesalter fest mit Bandagen.
Für die Mädchen war die Prozedur eine ein- zige Qual: Zehen faulten, Knochen barsten, im besten Fall erlosch jegliches Gefühl im Fuß. Und dennoch unterzogen krüppelfüßige Mütter ihre Töchter der gleichen Tortur: Schließlich galten Lotosfüße als Zeichen von Reichtum; nur Bauern ließen ihre Extremitäten frei sprießen.

Andere Völkern finden Gefallen daran, wenn die Haut gänzlich mit kleinen runden Narben überzogen ist - eine auch nicht ganz schmerzfreie Methode zur Verschönerung, die beispielsweise in Neuguinea angewandt wird. Wieder andere, meist in Afrika, dehnen ihre Unterlippen mit Holzscheiben bis auf Tellerumfang. Je elastischer die Lippe, umso begehrenswerter wirkt Mann oder Frau auf das andere Geschlecht.

Ideal im Wandel

Über Geschmack ließe sich in all den Fällen trefflich streiten. Doch so seltsam die Bräuche fremder Kulturen auch anmuten - ein kurzer Blick zurück reicht aus, um zu zeigen, dass selbst innerhalb Europas die Vorstellung von dem, was schön ist, krasseste Wendungen vollzog.
Jede Epoche gebar ihr eigenes Ideal, das den jeweiligen modischen

Zeitgeist verkörperte. Wer (als Frau) etwa im 16. Jahrhundert Wert auf "vornehme Blässe" legte, benutzte Bleiweiß, ein hochgiftiges Präparat, das zwar die Gesichtshaut bleichte, bei wiederholtem Auftrag aber tiefe Narben hinterließ. Heute erstreben wir das genaue Gegenteil, doch mit ähnlichen Nebenwirkungen: Für tiefe, lückenlose Bräune setzen viele die Gesundheit ihrer Haut aufs Spiel, riskieren gar, an Krebs zu erkranken.

Dick oder dünn?

Aber nicht nur die gesellschaftlich erwünschte Tönung der Epidermis war dem Wandel unterworfen; auch die als ansehnlich erachtete Fülle des Leibes schwankte zwischen schlank und üppig hin und her. Die Renaissance zum Beispiel forderte volle Brüste und weiches Fleisch, dicke Pos und stämmige Schenkel. In den Künsten pries man Korpulenz - und trieb damit dünne Frauen so weit, sich regelrecht zu mästen, um dem Ideal zu entsprechen.

Der Trend hat sich umgekehrt: Derzeit ist Schlankheit oberstes Gebot. Das wiederum bringt die kräftiger Gebauten in Zugzwang. Immer gab es mehr Menschen, die dem Leitbild eben nicht entsprachen und sich (oft vergeblich) abmühten, ihm nahe zu kommen. Und seit jeher griff man dabei mitunter zu Mitteln, die allein der Mode dienten, der Gesundheit aber schadeten - auch das ist keine gänzlich neue Erscheinung.

Ungesunde Perfektion

Nachdenklich stimmt freilich die übermäßige Präsenz extrem dünner Körper in den Medien. Heutige weibliche Models haben durchschnittlich 20 Prozent Untergewicht und bewegen sich damit am Rande der Magersucht; aus medizinischer Sicht sind sie unterernährt. Die retuschierten Fotos in den Modemagazinen gaukeln eine Perfektion vor, die nicht einmal von den Abgelichteten selbst erreicht wird.

Mobilisierung aller Mittel

Diese Tendenz wird sich fortsetzen. Schönheit ist heutzutage schließlich machbar, wenn man über das entsprechende Kapital verfügt. Und: Schönheit wird zum Wettbewerbsvorteil. Je weniger gesellschaftliche Ressourcen zur Verteilung stehen, umso wichtiger wird die Mobilisierung aller persönlichen Ressourcen, um im Konkurrenzkampf zu bestehen.

Ein schlaffer Bauch signalisiert da eine ebensolcher schlaffen Einstellung. Bewusst oder unbewusst traut der Chef dem dynamischer wirkenden, schlankeren Bewerber mehr zu.

Kritik - und Anpassung

Zwar betont jeder gerne, wenn gefragt, das, worauf es ankomme, seien "Innere Werte". Und eine Umfrage ergab kürzlich, dass sich nicht wenige vom Schönheitswahn genervt fühlen und eine Rückkehr zu mehr Natürlichkeit wünschen. Bloß - wirklich freimachen von der allgemein akzeptierten Zielvorgabe in Sachen Schönheit kann man sich dann doch wieder nicht. Mag es auch mühsam sein: Diät wird gehalten - koste es, was es wolle.

Im Auge des Betrachters

Was ist schön? Die Suche nach der Antwort hat Tradition. Eine wirklich "letzte" Antwort gibt es nicht. Der Begriff Schönheit wandelt sich über die Zeiten. Interessant ist, was das Oxford English Dictionary dazu zu sagen hat: Schön sei "ausnahmslose Anmut in

Gestalt oder Form, bezaubernde Gesichts Farbe oder Färbung und weitere Eigenschaften, die das Auge erfreuen und Bewunderung hervorrufen."

Objektiv oder subjektiv?

Schönheit liegt im Auge des Betrachters! Immerhin haben sich viele Philosophen auf die Suche nach einem objektiven Kriterium für Schönheit begeben. Bereits Platon, Aristoteles, Cicero und Augustinus plagten sich mit dem Begriff der Schönheit jeder auf seinem Gebiet: die schönste Rede, die schönste geometrische Form, der schönste menschliche Körper. Für den Kirchenlehrer Augustinus etwa war ein gleichseitiges Dreieck schöner als ein ungleichseitiges. Vollkommen war für ihn nur der Punkt. (Erkenntnis- theoretiker David Hume)

Chancen für die Mona Lisa

Neben die Philosophen traten - natürlich - die Künstler. Genies der Antike wie Polyklet, aber auch spätere, wie Leonardo da Vinci und Albrecht Dürer leiteten aus den Proportionen von Gesicht und Körper bestimmte Formeln ab.

Leonardos Mona Lisa war nach der gelten- den Proportionslehre Ausdruck vollkommener Schönheit. Ob das Modell wohl Chancen bei einer heutigen Misswahl hätte?

Eine Gemeinsamkeit aber findet sich vielleicht doch. Schönheit hat etwas mit sozialem Erfolg zu tun. Wer jung, mit harmonischen Gesichtszügen und schlank daherkommt, dem werden Eigenschaften wie Gesundheit, Willenskraft und Erfolgsorientiertheit zugeschrieben.

Käufliche Schönheit

So gesehen hat Schönheit einen Wert, den man in Geld ausdrücken kann. Umgekehrt ist Schönheit heute für Geld zu haben: Schönheitschirurgie hat Hochkonjunktur. Sie lässt Falten und Narben, überflüssiges Fett und sonstige unschöne Körpermerkmale einfach verschwinden.

Von Brustoperation über Facelifting und Fettabsaugung bis Ohrkorrektur reicht das Behandlungsspektrum plastischer Chirurgen. Zu den ältesten, und gegenwärtig am häufig- Sten praktizierten Eingriffen, zählt übrigens die Nasenkorrektur. Kein Wunder, schließlich hat die Gestalt der Nase großen Anteil daran, ob ein Gesicht als schön empfunden wird oder nicht. Dass geschäftstüchtige Operateure hier auch Schindluder treiben, steht außer Zweifel.

Ursache ist hier aber oft die falsche Selbst- Einschätzung von Patienten, die einem Ideal nachjagen, ohne die eigene Persönlichkeit ausreichend zu berücksichtigen. "Frauen müssen schön sein, Männer – interessant.

Das verdiente Gesicht

Kann nicht auch ein reifes Frauengesicht ausgesprochen interessant und eben darum schön sein? Gesichter erzählen immer eine Geschichte. Außerdem: " Mit dreißig, " so sagte einst ein kluger Mensch, "hat man das Gesicht, das man von der Natur geschenkt bekam, mit vierzig hat man das Gesicht, das man verdient."

GENERELLE SCHÖNHEITSOPERATIONEN

Nase zu groß, Busen zu klein, Bauch zu dick, Lippen zu dünn: 24 Prozent aller Erwachsenen in Deutschland finden manches Detail an ihrem Körper unschön und würden die vermeintliche Entstellung korrigieren lassen, ergab eine Umfrage aus dem Jahr 2003. Und viele lassen dem Wunsch auch Taten folgen.

Im Jahr 2004 operierten plastische Chirurgen mehr als 700.000 Menschen in Deutschland. Etwa 200.000 davon begaben sich freiwillig und aus rein ästhetischen Gründen unters Messer. Damit liegt Deutschland im internationalen Vergleich an sechster Stelle - nach den USA, Mexiko, Brasilien, Japan und Spanien.

Weltweit ist die Fettabsaugung an Bauch und Po der häufigste Eingriff, in Deutschland liegt diese Methode erst auf Rang drei. Am beliebtesten sind hierzulande Injektionen mit Botulinumtoxin (Botox) und der Gewebeunterfütterung (z.B. Lippen aufspritzen).

So normal die Schönheitskorrekturen mittlerweile für Jung und Alt sind, so lang ist auch die Liste der missratenen Eingriffe - ausgelaufenen Silikonkissen, zerschnibbelte Bäuche, verpfuschte Fettabsaugungen.

Wer schöner werden will braucht Kleingeld, aber vor allem einen kompetenten Operateur.

HAUTPFLEGE PRODUKTE NATÜRLICH KOSMETIKA

Naturkosmetik dient der Verschönerung und Pflege des menschlichen Körpers mittels Wirkstoffen aus der Natur. Dies geschieht durch den Einsatz Haut und umweltfreundlicher natürlicher Rohstoffe. Naturkosmetik dient der Anregung und Unterstützung unserer natürlichen Hautfunktionen. Naturkosmetik bietet sanfte, natürliche Pflege und leistet damit einen wichtigen Beitrag zur Gesunderhaltung der Haut in jedem Lebensalter.

Naturkosmetik belebt die Harmonisierung von Körper, Seele und Geist. Wir atmen durch sie. Sie schützt uns. Sie ist Ausdruck unseres Wohlbefindens. Sie ist das wichtigste Organ unseres Körpers. Unsere Haut ist ein einmaliges Sinnesorgan, das Belastungen und Gifte, die sich in unserem Körper befinden, aufnimmt und ausscheidet. Als Filterorgan arbeitet unsere Haut aber nicht nur von Innen nach Außen, sondern auch von Außen nach Innen an Transport von Stoffen. Deshalb sollten alle Produkte und Substanzen, die mit unserer Haut in Berührung kommen, immer ganz genau auf ihre Inhalte geprüft werden.

Wer Naturkosmetik verwendet, muss sich da keine Sorgen machen. In der ursprünglichen Definition steht "Kosmetik" für harmonisieren und ordnen.

Dementsprechend basieren die Inhaltsstoffe von Naturkosmetik Produkten auf Rohstoffen aus der Schatzkammer der Natur.

Sie unterstützen die Gesunderhaltung der Haut in jedem Lebensalter, statt sie unnötig zu belasten. Doch das Angebot an Kosmetikprodukten, die sich am Trend zur Natürlichkeit orientieren, ist mittlerweile fast unüberschaubar groß. Selbst konventionelle Kosmetik wird heutzutage oft als Naturkosmetik bezeichnet, wenn der chemischen Basis nur ein paar Tropfen Pflanzenextrakte oder pflanzliche Öle beigemengt werden.

Naturkosmetik dagegen ruht auf einem ganzheitlichen Ansatz: Herkunft und Auswahl der eingesetzten Rohstoffe, soweit möglich aus kontrolliert biologischem Anbau , schonende Verarbeitung, konsequente Beachtung des Tierversuchsverbots bei der Entwicklung und Herstellung der Produkte, umweltfreundliche Verpackung sowie auch die Beziehungen der beteiligten Menschen untereinander und zur Natur stehen hier im Mittelpunkt.

Damit ist Naturkosmetik weit mehr als ein kurzlebiger Trend. Sie bietet Ihnen gesunde, innovative und ganzheitliche Pflege zur Verschönerung, Vitalisierung, Entspannung und Erquickung Ihres Körpers.

Für die KosmetikerIn Relevante HAUTKRANKHEITEN

Infektiöse Follikolitis:

Es sind Pusteln (Eiterblässchen) meistens mit einer Haar in der Mitte, manchmal fließt es zusammen in Eiterseen, Verkrustungen sind zu sehen. Oberflächlichen entzündlichen Prozess im Haarfollikel durch Bakterien.
Hier ist Schmierinfektion Gefahr. Es ist oft ein Ausgangspunkt für eine Wundrose.

Es kommt meistens im Bart bereich vor oder dort wo es Rasiert wird. Es bekommen die Immungeschwächte Personen, Diabetiker und wenn man den Rasierten bereich luftdicht abschließt bekommt man es auch. Es kann zu Spontane Heilung kommen, man kann Antibiotische Salben, Antibakterielle Seifen zum waschen anwenden. Es dauert Tage. Desinfektion nach dem Rasieren ist sehr wichtig. Man kann Zeniac Lösung anwenden.

Vulgäre Warzen

(Virus Warzen): Durch Infizierung der Hornhaut mit Papillomavieren. Wird durch Hautkontakt übertragen. Das bekommen 70 % der Bevölkerung, Kinder, Junge, Erwachsene und Immungeschwächte Personen.

Es kommt vor allem an den Händen, Finger, Knie und es kann auch im Genitalbereich sein. Es sind 1mm - 1cm große derbe Papeln (Knötchen), es ist stark verhornt, man sieht zerklüftete Hautfarben mit rot schwarzem Punkten darauf es ist sehr gut durchblutet. Die Hautlinien sind zerstört.

Die Warzen sind sehr eigenartig und führen auch ein extremes Eigenleben, 80 % der Warzen gehen in fünf Jahren von alleine weg. Heilung dauert Wochen bis Jahre, man kann entweder abwarten oder sanft Therapieren mit Tinkturen, Schöllkraut oder Löwenzahn sonst können Narben bleiben. Man kann es auch Operativ entfernen lassen.

Akne:

Akne entsteht durch Erkrankung des Talgdrüsen Haarfollikel-Komplexes. Es befindet sich vor allem im Gesicht und Stamm. 65 % der jugendlichen ab 12 Jahren und Seboorhoeische Haut (Fette Haut) neigen mehr zu Akne. Der verlauf ist Chronisch und kann etwa bis zu 40 Jahren oder länger andauern. Zunehmend haben es Frauen über 30 Jahren.

Wir unterscheiden:
- **Akne Comedonika** das ist leichteste form es sind nur Komedonen (Mitesser)
- **Akne Papulapustulosa** ist mit Papel (Knötchen) und Pustel (Eiterblässchen)
- **Akne Conglabata** ist schwerste form mit Abszessen und Narbenbildung.

Bedeutsame Faktoren bei der Entstehung sind:
Familiäre Anlage, Hormonale Schwankungen wie Schwangerschaft, Pille, Menstruation, Emotionaler Stress ist Wissenschaftlich bewiesen, druck auf die Haut wie von Helm oder Handy löst vermehrt Akne aus. Ernährung, Psyche, Genussmittel wie Alkohol oder Rauchen oder Chlorwasser kann auch vermehrt Akne auslösen.

Daraus folgen folgende Sonderformen:
- **Akne Excorie:** Durch kratzen und Drücken entstehen Ent-

zündungen diese entwickeln sich zu Akne. Durch Teer verursachte Akne ist dann die **Berufsakne**.

Primäre Akneformen mit Papel und Pustel ohne Komedonen sind:
- **Steroidakne**
- **Mallorcaakne**
- **Medikamentenakne**
- **Kosmetikakne**

Gegen Bakterien kann man Antibiotische Salben anwenden, Antibakterielle Reinigung durchführen, z.B. Benzaknen bekämpft Bakterien, Hornhaut wird dünner, Talgproduktion wird reduziert, gegen Entzündungen kann man Heilerde anwenden. Keine mechanischen Peelings mit Schleif Partikel anwenden. Vitamin - A reiche Ernährung Pflegen.

DIE RICHTIGE und AUSFÜHRLICHE HAUTPFLEGE

Die Haut ist ein wahres Multi-Talent sie ist die äußere, schützende Hülle unseres Körpers, sie speichert Nährstoffe und Wasser, sie ist ein zentrales Sinnesorgan und gleichzeitig Spiegel unserer Seele.

Damit sie ihre vielfältigen Funktionen erfüllen kann – ist eine bedarfsgerechte Pflege wichtig. Doch wie viel Pflege braucht die Haut? Eine allgemeingültige Empfehlung gibt es nicht. Tatsache ist, dass jeder Kontakt mit Wasser der Haut Feuchtigkeit entzieht. Gleichzeitig ist die Haut auch Umweltbelastungen, wie Sonneneinstrahlungen, Luftverschmutzung oder Kälte ausgesetzt und mit dem zunehmenden Alter lassen die eigenen Regenerationskräfte nach.

Daher gilt:
Die ideale Hautpflege sollte dem individuellen Hauttyp, dem Lebensalter und dem Hautzustand angepasst sein. Zudem unterscheidet sich die Gesichtshaut von der des Körpers und braucht daher eine spezielle Pflege. Bei der richtigen Hautpflege kommt es darauf an, die natürlichen Schutzmechanismen der Haut zu erhalten und zu verbessern.
Diese bestehen zum einen aus der hauteigenen Besiedlung durch schützende Bakterien, die verhindern, dass sich krankmachende Mikroorganismen ungehindert ausbreiten können. Zum anderen bildet eine feine Schicht aus Talg, Schweiß und darin enthaltenen Stoffwechselprodukten auf unserer Haut eine Barriere gegen schädliche Einflüsse.

Dieser Film überzieht die gesamte Hautoberfläche und hält sie geschmeidig. Durch den leicht sauren pH-Wert zwischen 5 und

6 werden krankmachende Keime an der Vermehrung gehindert. Man bezeichnet diesen Schutzmechanismus der Haut als natürlichen Säureschutzmantel.

Regelmäßige Reinigung

Durch die morgendliche und abendliche Reinigung werden nicht nur Cremes und Make-up entfernt sondern auch Hautfett und Schweiß. Die Poren verstopfen nicht und Bakterien können sich nicht vermehren.

Reinigungsmilch statt Wasser

Wasser allein ist nicht in der Lage, den fettigen Mix aus Talg, Creme und Make-up von der Haut zu lösen. Dafür benötigt man lipophile (Fettlösende) Substanzen, wie sie z.B. in Reinigungsmilch enthalten sind. Die Reinigungsmilch am besten mit den Fingerspitzen oder einem Schwämmchen einmassieren und kurz einwirken lassen und dann mit reichlich warmem Wasser abspülen.

Gesichtswasser baut auf

Gesichtswasser hilft die Wiederaufbauphase des Säureschutzmantels zu beschleunigen, die nach einer Reinigung normalerweise 20 bis 30 Minuten benötigt. Zusätzlich entfernt Gesichtswasser die Kalkablagerungen des Leitungswassers und Reinigungsrückstände, die auf Dauer die Poren verstopfen und so für Unreinheiten sorgen könnten.

Reinigung reifer Haut

Für die Reinigung reifer Haut sind Wasser in Öl Emulsionen bestens geeignet, da diese den Säureschutzmantel der Haut erhalten. Genauso geeignet sind Reinigungscremes, die z.B. mit wertvollen pflanzlichen Ölen wie Jojoba, Soja oder Süßmandel angereichert sind.

Seife nur bei robuster, fettiger Haut

Da Seife zu den alkalihaltigen Reinigungsmitteln gehört und somit den Säureschutzmantel angreift, sollte Seife ausschließlich bei sehr robuster, eher fettiger Haut verwendet werden. Bei allen anderen Hauttypen sollte auf reguläre Seife verzichtet werden.

Für empfindliche oder trockene Haut Gesichtswasser ohne Alkohol

Um den Fett und Feuchtigkeitshaushalt einer empfindlichen oder trockenen Haut nicht noch zusätzlich zu belasten sollten keine Gesichtswasser mit Alkohol verwendet werden, sondern nur alkoholfreie Tonics oder Thermalwassersprays. Rötungen, Entzündungen und Juckreiz werden so vermieden.

Feinporiger, rosiger Teint durch Peeling

Hornschüppchen lassen die Haut farblos und stumpf aussehen. Ein auf den jeweiligen Hauttyp abgestimmter Peeling entfernt diese Hautschüppchen ohne die Haut zu reizen und regt die Durchblutung an. Winzige Synthetik- Kügelchen oder natürliche Granulate aus zermahlenen Aprikosenkernen, Kleie oder Meersand wirken wie ultrafeines Sandpapier.

Masken - schnelle Schönmacher

Die Wirkung von Masken ist sofort sichtbar, daher werden Masken auch die schnellen Schönmacher der Kosmetik genannt. Masken mit einem hohen Feuchtigkeitsgehalt lassen die Hautzellen aufquellen, dadurch wird die Haut praller, frischer und glatter, Fältchen werden gemindert. Für die abgespannte Haut gibt es speziell Feuchtigkeitsmasken mit Kräuteraus-zügen wie Menthol, Minze, Kampfer etc.. Sie wirken erfrischen und kühlend, Rötungen und Schwellungen verschwinden. Feuchtigkeitsmasken mit Extrakten aus Kamille, Melisse und Hopfen beruhigen die empfindliche, gereizte Haut.

Nachtcremes unterstützen Regeneration

In der Nacht ist die Zellteilungsrate achtmal höher als am Tag, der Regenerationsprozess läuft auf Hochtouren. An morgendlichen leichten Schwellungen kann man erkennen, dass der Abtransport von Lymphflüssigkeit und Schlacken nachts nicht so gut funktioniert. Nachtcremes mit Wirkstoffkomplexen aus Ginkgo, Pro-Vitamin, Aminosäuren aus Weizenproteinen etc. unterstützen die Regeneration der Haut.

Begrenzte Haltbarkeit von Cremes beachten

Aufgedruckte Mindesthaltbarkeitsdaten gelten für ungeöffnete Tiegel und Tuben. Angebrochene Cremes sollten immer gut verschlossen und möglichst innerhalb von 3 Monaten aufgebraucht werden, besonders wenn sie bei Zimmertemperatur aufbewahrt werden. Je wärmer, desto schneller können enthaltene Öle ranzig werden oder sich im Tiegel Bakterien bilden.
Bei Naturkosmetik gilt dies umso mehr. Selbstangerührte Cremes ohne Konservierungsmittel sollten sofort verwendet oder eingefroren werden.

Vitamin C belebt die Haut

Abgespannte Haut kommt mit Vitamin C wieder in Schwung. In Cremes enthalten stimuliert es die Bildung der hauteigenen Kollagenen Fasern und regt zudem noch den Zellstoffwechsel an.
Teebaumöl gegen Unreinheiten
Teebaumöl in etwa fünfprozentiger Lösung wirkt stark desinfizierend und bekämpf so Pickel. Nach spätestens zwei bis drei Tagen sollte die Besserung sichtbar werden.

Vorsicht bei Extremdiäten

Bei extremen Schwankungen des Körpergewichts werden auch die elastischen Fasern der Haut in Mitleidenschaft gezogen. Massagen, Sport und Körperpflege können hier vorbeugen. Gewichtsschwankungen bis zwei Kilo sind jedoch unbedenklich.
Feuchtigkeit für fettige Haut
Bei einer fettigen Haut liegt eine Talgüberproduktion vor. Bei der Pflege sollte daher unbedingt darauf geachtet werden, das der Haut sehr viel Feuchtigkeit, jedoch kein Fett zugeführt wird. Gut geeignet sind leichte Hydrogels oder ein ölfreies Fluid speziell für die fettige Haut.

Gesichtsmassage für bessere Durchblutung

Mit nur vier Griffen, die jeweils 20 Sekunden angewendet werden, lassen sich hervorragende Ergebnisse erzielen. Eine Nährstoffcreme eignet sich sehr gut um das Eincremen mit einer wohltuenden Massage zu verbinden.
1. Mit beiden Handinnenflächen breitflächig von der Nase über die Wangen in Richtung Ohren streichen. 2. Die Stirn mit dem Zeige-, Mittel- und Ringfinger fächerförmig von der Nasenwurzel ausgehend zum Haaransatz streichen. 3. Mit beiden Mittel- und

Ringfingern Halbkreise um die Mundpartie zeichnen. 4. In einem Zug über Nasenrücken und Augenbrauen streichen.

Feuchtigkeitscreme auf feuchte Haut

Feuchte Haut ist gequollen und aufnahmebereiter als trockene. Also empfiehlt es sich Feuchtigkeitscremes in diesem Zustand in Aufwärts- und Kreisbewegungen aufzutragen.
Rote Äderchen vermeiden
Wer sensible, zu Couperose (erweiterte rote Äderchen) neigende Haut nicht weiter belasten will, sollte starke Temperaturstürze vermeiden. Gefahrenzonen sind hier Sauna, Solarium und klimatisierte Räume.
Auch der Genuss von Nikotin, Alkohol und scharf gewürzten Speisen, sollte eingeschränkt werden.

Dampf macht die Haut aufnahmebereit

Wärme und aufsteigender Dampf öffnen die Poren, machen die Haut aufnahmefähiger und lassen die Wirkstoffe besser eindringen. Nach dem gleichen Prinzip kann die Haut auch mit warmen Kompressen auf die Pflege vorbereitet werden.
Einfach ein Frotteetuch in heißes Wasser geben, gut auswringen und auf die Haut legen. Den Vorgang mehrmals wiederholen.

Halspartie mit Ölwickeln verwöhnen

Ab dem Alter von 35 Jahren sollte regelmäßig etwas für die oft vernachlässigte Halspartie getan werden, da die Haut dort besonders schnell erschlafft und faltig wird. Als effektiv haben sich Ölwickel erwiesen: Drei Teelöffel angewärmtes Öl (z.B. Mandel-, Avocado-, Sonnenblumen-, Weizenkeim-, Oliven- oder Klettwurzelöl) mit der gleichen Menge flüssigem Honig mischen und mit einem

Maskenpinsel auf die Partie zwischen Kinn und Schlüsselbein streichen. Fertig eingestrichen wird die Partie mit einem feuchten Baumwolltuch abgedeckt und mit einem weichen Frottetuch umwickelt. Nach einer halben Stunde wieder abnehmen.

Müde Augen erfrischen

Einen halben Teelöffel Kräuter aus der Apotheke wie Augentrost, Lindenblüten oder Fenchel mit 125 ml kochendem Wasser übergießen, ziehen und abkühlen lassen. Zwei Wattepads mit dem Sud tränken und auf dem Handrücken ausdrücken, bevor man sie für etwa 10 Minuten auf die geschlossenen Lider legt. Es gibt auch schon fertige zum kaufen.

Eiswürfelmassage für gute Durchblutung

Am besten destilliertes Wasser mit einem Schuss Zitronensaft anreichern und einfrieren. Für eine bessere Durchblutung z.B. der Beine, die Eiswürfel auf einen Waschfleck geben und kreisend massieren. Der Kälteschock bringt die Blutgefäße dazu sich schnell zusammenzuziehen. Die Zitrone hat eine adstringierende (Zusammenziehend) Wirkung.

Kälte gegen Schwellungen

Im Kühlschrank gelagerte, mit Gel gefüllte Beißringe für Babys lassen geschwollene Augenlider wieder auf Normalgröße abschwellen. Zur Not tut es auch ein gut gekühltes Frottetuch.

Rissige Lippen pflegen

Wind, Sonnenbestrahlung und mangelnde Pflege trocknen die Lippenhaut aus. Lippenpflegestifte oder Cremes schützen die

Lippenhaut und verhindern, dass die hauteigene Feuchtigkeit verdunstet. Chronisch trockene Lippen sollten mit einem Pflegestift auf Naturölbasis (z.B. Rizinus-, Mandel- oder Jojoba Öl) oder einem Klecks Honig behandelt werden. Oft haben farbige Lippenstifte mit Lanolin den gleichen Effekt.

Mitesser in 2 Phasen entfernen

Um unschöne Entzündungen beim Heben von sog. Mitessern zu verhindern, empfiehlt es sich lästige Talgpfropfen auf Nase, Stirn und Kinn mit so genannten Anti-Komedonen-Strips zu entfernen. Diese Strips arbeiten nach dem Anfeuchten-, Aufkleben- und Abziehen-Prinzip. In Phase 1 verbinden sich die im Strip steckenden Polymere mit den Mitessern. Beim Abziehen wird der Mitesser aus der Pore entfernt. Die behandelten Hautpartien werden in Phase 2 mit einem antibakteriellen Tuch abgerieben.

Nicht zupfen und zerren

Um die Hautpflege möglichst schonend zu gestalten und die Aufnahme der Wirkstoffe zu verbessern, sollte die Haut sanft behandelt werden.
Die Hautpflegepräparate an Stirn und Wangenpartie mit kreisenden Bewegungen leicht einarbeiten. Um die Augenpartie herum mit den Fingerkuppen der Ringfinger sanft einklopfen, die Lider aussparen.
Bei der Halspartie die Pflegecremes immer mit der gesamten Handinnenfläche von oben nach unten ausstreichen.

Sauerstoff hält jung

Wer sich regelmäßig an der frischen Luft aufhält, pumpt jede Menge Sauerstoff in seine Lungen: 95 % über die Atmung, 5 %

über die Haut. Sauerstoffhaltige Cremes können den Zellen den Wirkstoff direkt zuführen.
In den Zellen bewirkt der Sauerstoff einen Teilungsimpuls, der die Haut jünger und frischer aussehen lässt.

Viel trinken

Der Körper besteht zu über 70 Prozent aus Wasser. Bei Feuchtigkeitsmangel entstehen schnell Knitterfältchen, daher empfiehlt es sich über den Tag mindestens 3 Liter, bevorzugt Wasser, Mineralwasser oder ungesüßten Tee, zu trinken.

Sich schön schlafen

Wenn es nach der Haut ginge, sollten es schon 8 Stunden Schlaf pro Nacht sein. Anstatt eines kuscheligen Daunenkissens sollte ein festes, flaches Kissen verwendet werden.
Damit bleibt die Halswirbelsäule beim Liegen gerade und Knitterfältchen haben keine Chance.

Zellerneuerung mit Vitamin A- Säure

Im Kampf gegen Falten ist Vitamin A -Säure ein sehr effektiver Wirkstoff. Problematisch ist jedoch seine irritierende Wirkung. Heute wird der Wirkstoff daher bevorzugt von Hautärzten eingesetzt, um die Haut zu glätten, z.B. bei vorzeitiger Faltenbildung oder auch bei Aknenarben.

Milchbad für glatte Haut

Ein Milchbad, oder Molkebad entspannt, macht schön und beruhigt trockene, empfindliche Haut. Ursachen sind der Milchzucker, der ein toller Feuchtigkeitsbinder ist und jede Menge Vitamine,

Mineralien, Milchsäure, fett und Eiweiß.
Alle diese Bestandteile sind für die Regeneration und Ernährung der Zellen wichtig.

Fruchtsäuren für dicke, grobporige Haut

Durch den Einsatz von AHA und BHA (Alpha und Beta Hydroxy Säuren) haltigen Cremes, auch bekannt als Fruchtsäurecremes, wird die Hornschicht der Haut dünner und gleichzeitig wird die Zellerneuerung beschleunigt.
Das Resultat ist ein feineres und glätteres Hautbild, die Haut ist besser durchfeuchtet. Sonnenbäder vermeiden, da Pigmentstörungen auftreten können.

Q 10 gegen freie Radikale

Aggressive, Sauerstoffmoleküle treiben den Hautalterungsprozess voran. Mit Q 10, einem Co-Enzym, das auch von unserem Körper selbst gebildet wird, können die sog. Freie Radikale neutralisiert werden. Q 10 kommt in vielen Gesichtscremes und in Kapseln zur Nahrungsergänzung zum Einsatz.

DIE AUFGABE ALS KOSMETIKERIN

Ein wichtiger Anhaltspunkt ist nicht die Behandlung selbst, sondern die individuelle auf Kunden gestimmte Vorbereitung darauf. Eine qualifizierte Behandlung beginnt immer damit, dass die Kosmetikerin zunächst ein ausführliches Beratungsgespräch mit Kunde führt, während des einführenden Beratungsgespräches erhält die Kundin einen wohltuenden Tee.

Das Gespräch soll neben allgemeinen Informationen zu der Person mögliche Allergien oder Unverträglichkeiten, gesundheitliche Probleme, Schwangerschaft, körperliche Einschränkungen und Besonderheiten (bis hin zum Herzschrittmacher) erfassen.

Kosmetikerin interessiert sich für die Wünsche und Erwartungen, die Kundin an die Behandlung hat, was Sie besonders gern mag, was Sie weniger mag.

Diese vorbereitende Klärung dient dazu, dass die Kosmetikerin die für Kundin optimale Behandlung festlegen kann und Sie während der Behandlung nicht immer wieder durch entsprechende Fragen in Ihrer Kosmetik Behandlung stören muss.
Ein weiteres wichtiges Merkmal guter Kosmetik Behandlung ist der zeitliche Anteil manueller Zuwendung, der Kosmetikerin. Kundin soll nicht länger als nötig allein gelassen werden, z.B. während einer Packung oder eines Peelings.
Die Pflegeprodukte, die während der gesamten Behandlung zum Einsatz kommen, sollten aus einer gemeinsamen Serie stammen, also von nur einem Kosmetikhersteller, und nicht je nach Behandlungsteil von Firma A, B und C.

Die Kosmetikerin darf niemals Vergessen dass Sie einen Menschen behandelt und nicht ein Lebloses Wesen.

Natürliche Masken für die Haut und die Haare

Anti Aging Packung

Kaffelöffel Honig
1,5 Kaffelöffel Karbonat
1,5 Kaffelöffel Milch
1,5 Kaffelöffel Olivenöl
Kaffelöffel Zimt

Bei Allergien anstatt Zimt, Eigelb verwenden.

Die Mischung auf gereinigte Haut auftragen 25 Minuten einwirken lassen. Als erstes mit lauwarmes Wasser danach mit kaltes Wasser auswaschen und die gewöhnliche Pflegecreme auftragen.

Die Anti Aging Behandlung wird 4 Wochen lang 1 Mal die Woche durchgeführt. Du wirst nach 4 Wochen erstaunt sein.

Viel Freude dabei...

Anti Aging Packung

Suppenlöffel Reis
7 Suppenlöffel Milch

Aufkochen, Mixen bis Sie eine auftragbare Masse erhalten. Die Mischung auf die gereinigte Haut auftragen, 20 Minuten einwirken lassen.

Zuerst mit lauwarmes Wasser danach mit kaltes Wasser abwaschen. Die gewöhnliche Pflegecreme Auftragen.

Viel Freude dabei...

Anti Aging Packung

1 Kartoffel
1 Ei
ca 1 Esslöffel Reismehl

Die Zutaten zusammenmixen. Auf die gereinigte Haut auftragen, 20 Minuten einwirken lassen.

Zuerst mit lauwarmes Wasser danach mit kaltes Wasser abwaschen. Die gewönliche Pflegecreme auftragen.

Die Packung 3 Tage lang hintereinander anwenden.

Viel Freude dabei...

Peeling

1 Suppenlöffel Yoghurt
1 Suppenlöffel Stärke

10 Minuten sanft massieren, zuerst mit lauwarmes Wasser danach mit kaltes Wasser abwaschen. Die gwöhnliche Pflegecreme auftragen.

Viel Freude dabei..

Anti Aging Feuchtigkeits-Creme

100 Gramm Leinsamen in 400 ml Wasser ca 3 Stunden kochen. Danach Mixen und absieben. Den Brei in Cremetiegel einfüllen und ins Kühlschrank stellen. Am nächsten Tag ist die Creme schon bereit zur anwendung.

Die Mischung nährt zugleich die Haut und verleit Ihrem Haut Feuchtigkeit und Sie Strahlen so richtig.

Viel Freude dabei...

Haarkur für Haarwachstum

1 Zwiebel mit 250 ml Wasser kochen, dann lauwarm werden lassen und mit dem Zwiebelwasser die Kopfhaut massieren. Je nach dem ob du es jeden Tag frisch zubereiten willst oder nicht kannst du für dich die richtige Menge vorbereiten.

Es muss nicht lauwarm sein die Wirkung ist die selbe. Wenn du es jeden Tag frisch zubereite möchtest kannst du es auch gerne tun. Ansonsten in Kühlschrank aufbewahren.

Viel freude dabei...

Haarwasser für Haardichte und Haarwachstum

15 Stück Nelken mit 250 ml Wasser aufkochen und in die Kopfhaut einmassieren. Den Unterschied wirst du in kürzester Zeit merken..

Viel Freude dabei...

Haarmaske für Wachstum und Kräftigere Haare

1 Würfel Hefe
1 Esslöffel Honig
1 Banane

Die zutaten Mixen und auf die Kopfhaut und Haare auftragen. 30 Minuten oder länger einwirken lassen und danach mit Organic Schampoo auswaschen.

Viel Freude dabei...

Tipp für Haarwachstum und Haarpflege

Kokosöl aufwärmen auf die Kopfhaut auftragen. Über die Nacht einwirken lassen und am nächsten Tag auswaschen. Wie gewohnt weiterpflegen und Frisieren.

Viel freude dabei…

Haarkur und Pflege für geschmeidige Haare

4 Suppenlöffel Majonaise
1 Ei
3 Suppenlöffel Olivenöl

Zusammen rühren und auf die Haare auftragen. 30 Minuten einwirken lassen danach wie gewöhnt auswaschen und Frisieren.

Viel Freude dabei.

Haar Maske für Behandlung der Strapazierten Haare:

Mischen Sie 2 Eigelb, 2 reife Bananen, 2-3 Esslöffel Honig, eine halbe Tasse Conditioner und 2 Esslöffel Olivenöl gründlich, bis sie vollständig zerdrückt sind. tragen Sie die Mischung gut in Ihr Haar auf, warten Sie 20-30 Minuten und spülen Sie sie dann mit kaltem Wasser aus. Ich empfehle Ihnen, diese Haarmaske, die schnelle Ergebnisse liefert, vor jeder Dusche aufzutragen.

Viel Freude dabei....

In den Wintermonaten, die meist mit niedrigen Temperaturen und niedriger Luftfeuchtigkeit verbracht werden, wird unser Haar durch das wechselnde Wetter anfälliger denn je.

Ähnlich wie bei der Austrocknung unserer Haut können auch bei unseren Haaren Beschwerden wie Trockenheit, Feuchtigkeitsverlust, Bruch und Abnutzung auftreten. Vor allem im Winter erhöhen wir die Anwendungen, die unserem Haar Wärme geben, wie zum Beispiel Fön. Um all diesen Problemen vorzubeugen, braucht es keine Haarpflegemittel, die viele Chemikalien enthalten.

Wir haben für Sie natürliche Haarpflegemethoden zusammengestellt, die Sie für gesünderes und kräftigeres Haar zu Hause durchführen können.

Durchblutungsfördernde Maske

Eine weitere Haarmaske mit dem Sie dank der durchblutungsfördernden Wirkung von Zimt Ihr Haar zum wachsen und stärken bringen. Sie können diese Maske, die aus zwei einfachen Zutaten besteht, die Sie zu Hause finden können, ganz einfach zubereiten.

Maskenrezept:
Mischen Sie Zimt und Kokosöl zu gleichen Teilen, bis Sie genug für Ihr Haar haben. Tragen Sie die Mischung auf die Haarwurzeln und -strähnen auf, massieren Sie die Kopfhaut gründlich und füttern Sie sie. Nach 30-45 Minuten ausspülen.

Ich empfehle, diese Maske einmal pro Woche aufzutragen, um effektive Ergebnisse zu erzielen.

Viel freude dabei...

Für leicht brechendes und stumpfes Haar

Haare, die nicht gut gefüttert werden können, verlieren ihren Glanz und beginnen leicht zu brechen. Mit den Haarmasken, die du mit den zu Hause verfügbaren Zutaten herstellen kannst, stärkst du die Haarfollikel und beugst Brüchiges und stumpfes Aussehen vor. Dein Haar wird mit dieser Maske, die du mit Eiern und Zitronen zubereiten kannst, die in jedem Haushalt zu finden sind, tief genährt.

Maskenrezept:
Die 2 Eigelbe gut vermischen, denen du eine kleine Menge Zitronensaft hinzufügst. Trage die Mischung vom Ansatz bis zu den Haarspitzen auf und warte 30 Minuten, bis die Maske in die Haarstruktur eingearbeitet ist.

Danach wie gewohnt waschen und Frisieren.

Viel freude dabei...

Maske für glänzendes Haar

Apfelessig ist ein äußerst wirksamer Inhaltsstoff, um den Glanz des Haares wiederherzustellen und das Haar zu pflegen. Mit dieser Maske, die du ganz praktisch vorbereiten kannst, kannst du dein Haar gesund und glänzend aussehen lassen.

Maskenrezept:
Mischen Honig, Apfelessig und Kokosöl zu gleichen Teilen, bis du genug für deine Haar hast. Trage die Mischung auf das feuchte Haar auf und warte mindestens 20 Minuten, dann shampooniere dein Haar. Diese für alle Haartypen sehr pflegende Haarmaske sorgt auch bei gefärbtem Haar für eine Auffrischung der Haarfarbe.

Viel freude dabei...

Für geschädigtes Haar

Ihr Haar kann aufgrund von Umwelteinflüssen wie Haarstylinggeräten, Luftverschmutzung und Haarfärbemitteln abgenutzt und schwach aussehen. Spliss und Spliss weisen auf geschädigtes Haar hin. Sie können feuchtigkeitsspendenden Haarmasken eine Chance geben, das Auftreten von abgenutztem Haar zu verhindern, ohne Ihre Haare zu schneiden. Kokosöl, das mit seiner starken Struktur eine regenerierende und pflegende Wirkung hat, ist äußerst erfolgreich bei der Befeuchtung des Haares.

Maskenrezept :
Tragen Sie 1 Esslöffel Kokosöl, das Sie in der Mikrowelle erhitzt haben, auf das feuchte Haar auf. Wir empfehlen, eine Duschhaube über dem Kopf zu tragen oder ein Handtuch über den Kissenbezug zu legen, um eine Kontamination zu vermeiden. Schlafen Sie eine Nacht so, shampoonieren und spülen Sie Ihre Haare morgens aus. Wenn Sie feines Haar haben und Kokosöl zu schwer für Ihr Haar ist, können Sie dieselbe Maske auch mit leichteren Ölen wie Avocadoöl oder Olivenöl auftragen.

Viel Freude dabei...

Eine Haarmaske auf Avocado-Basis

Die viele Omega-3-reiche Fettsäuren enthält, kann geschädigtes Haar reparieren und revitalisieren. Diese Maske, die der Kopfhaut Feuchtigkeit spendet, gibt den Haarsträhnen die verlorene Kraft und den Glanz zurück.

Maskenrezept:
Mischen Sie eine halbe Avocado, 1 Eigelb, 1 Esslöffel Olivenöl und 1 Esslöffel Honig. Tragen Sie die Mischung vom Ansatz bis zu den Haarspitzen auf das feuchte Haar auf. Zu diesem Zeitpunkt empfehlen wir, Ihr Haar mit einem Handtuch zu umwickeln oder eine Duschhaube zu tragen, um Ihr Haar vor großer Hitze zu schützen. Trocknen Sie Ihr gewickeltes Haar 10 Minuten lang mit einem Fön. Warten Sie dann 20 Minuten und spülen Sie Ihr Haar gründlich aus.

Viel Freude dabei...

Bei juckender Kopfhaut

Das Problem der juckenden Kopfhaut kann viele verschiedene Ursachen haben, wie z. B. empfindliche Kopfhaut, Kopfhautekzem oder eine einfache trockene Kopfhaut. Die Beruhigung und Befeuchtung der Kopfhaut kann der erste Schritt zur Vorbeugung von juckender Kopfhaut sein. Neben ihren antimykotischen Eigenschaften ist die Haarmaske, die Sie mit Teebaumöl zubereiten, die bei allen Arten von Kopfhauterkrankungen heilend und äußerst wirksam bei juckender Kopfhaut ist.

Maskenrezept:
Geben Sie 3 Tropfen Teebaumöl in den Ohrstäbchen und berühren Sie das Stäbchen sanft auf der juckenden Kopfhaut. Wenn das Öl störende Wirkung aufweist, so können Sie die Maske verdünnen, indem Sie einen halben Esslöffel Teebaumöl auf 1 Tasse Wasser geben. Um eine effektive Feuchtigkeitsversorgung zu gewährleisten, empfehlen wir, der Maske 1 Kapsel Vitamin E zuzusetzen oder die fettige Kopfhaut mit Vitamin E zu füttern. Nach dem Auftragen der Maske können Sie ein sehr produktives Ergebnis erzielen, wenn Sie eine Nacht so schlafen und Ihre Haare nach dem Aufwachen ausspülen.

Viel Freude dabei...

Grünteemaske

Neben den zahlreichen Vorteilen von grünem Tee darf nicht vergessen werden, dass er eine wirksame Kopfhautberuhigung ist. Dank der enthaltenen Antioxidantien und pflegenden Elemente beruhigt und gleicht es die gereizte Kopfhaut aus. Diese Maske, die neben grünem Tee auch Pfefferminzöl enthält, sorgt dank der entzündungshemmenden Eigenschaften des Pfefferminzöls für eine beruhigte und feuchte Kopfhaut.

Maskenrezept:
Fügen Sie 1 Esslöffel Apfelessig und 2 Tropfen Pfefferminzöl zu 1 Tasse grünem Tee hinzu. Füttern Sie diese gut gemischte Mischung in die Kopfhaut, warten Sie mindestens 5 Minuten und spülen Sie sie dann aus.

Viel Freude dabei...

Für Schuppige Haare

Diejenigen, die Schuppenprobleme haben, erleben, dass die Kopfhaut trocken ist und juckt, und die abgestorbene Kopfhaut wird abgeblättert und abgestoßen. Um Schuppen zu bekämpfen, können Sie Masken auftragen, die Ihre Kopfhaut beruhigen und befeuchten. Aufgrund seiner entzündungshemmenden und belebenden Eigenschaften ist frischer Ingwer ein wirksamer Inhaltsstoff zur Beruhigung der Kopfhaut und zur Vorbeugung von Schuppen.

Maskenrezept:
Einen halben frischen Ingwer in eine Schüssel mit 2 Tassen Wasser fein reiben. Kochen Sie diese Mischung, bis die Hälfte des Wassers verdampft ist. Fügen Sie 1 Esslöffel Zitronensaft und 1 Esslöffel Olivenöl zu der Mischung hinzu. Arbeiten Sie die Mischung in Ihre Kopfhaut ein, lassen Sie sie trocknen und shampoonieren Sie Ihr Haar. Mit dieser Mischung können Sie dem Zellverlust in der Kopfhaut vorbeugen und Schuppen bekämpfen.

Viel Freude dabei...

Kopfhaut und Haut Peeling

Eine andere Haarmaske, die wir empfehlen werden, kann als erfolgreiche Peeling-Gesichtsmaske dienen und Schuppen auf der Kopfhaut vorbeugen. Diese Maske sorgt dafür, dass die abgestorbenen Hautpartikel von der Hautoberfläche entfernt werden und beugt Schuppenbildung vor.

Maskenrezept:
2 Esslöffel Kokosöl, 4 Teelöffel Zucker, 5 Tropfen Pfefferminzöl und 2 Tropfen Teebaumöl gründlich mischen. Tragen Sie die Maske mit den Fingern oder einer Haarbürste auf die feuchte Kopfhaut auf. Massieren Sie die Maske durch sanftes Massieren mit den Fingern in die Kopfhaut ein. Spülen Sie diese Maske, die Sie vor dem Duschen auftragen, am Ende der Dusche ab.

Viel Freude dabei...

Für trockenes Haar

Wenn Sie trockenes, leicht elektrisierbares, stumpfes Haar haben, können Sie mit den zu Hause verfügbaren Materialien praktisch nährende und feuchtigkeitsspendende Haarmasken herstellen. Dank der Haarmasken, die Sie mit reichhaltigen Lebensmitteln zubereiten, können Sie bei Ihrem Haar Feuchtigkeit wiederherstellen, sodass Sie gezieltere Locken und Wellen in Ihrem Haar erzielen können. Die erste Haarmaske, die wir Ihnen empfehlen, erhält ihre Stärke durch die feuchtigkeitsbindenden Eigenschaften der enthaltenen Inhaltsstoffe.

Maskenrezept:
Mischen Sie eine halbe Tasse Sirup (Melasse), eine viertel Tasse Olivenöl, 4 Esslöffel Honig, 2 Bananen, eine halbe Tasse Wasser, 4 Esslöffel Zitronensaft und 2 Esslöffel Mehl klumpenfrei. Stellen Sie die Mischung auf den Herd und erhitzen Sie sie ein wenig. Teilen Sie Ihr Haar in Abschnitte und tragen Sie diese Haarmaske auf jede Strähne auf. Warten Sie 45 Minuten, bis die Haarsträhnen ausreichend genährt sind, und spülen Sie Ihr Haar aus.

Viel Freude dabei...

Haarmaske für Elektriziertes und Trokenes Haar

Wir haben ein weiteres Haarmaskenrezept, das für elektrifiziertes und trockenes Haar eine Chance geben kann. Diese praktische Maske, die mit weniger Material hergestellt werden kann, sorgt dafür, dass die Haarsträhnen mit Feuchtigkeit versorgt und glänzend werden, ohne sie zu beschweren.

Maskenrezept:
Mischen Sie 1 Teelöffel Honig, 1 Ei und 1 Esslöffel Apfelessig. Je nach Stärke der Strähnen und Haarstärke können Sie die Materialmenge halbieren oder verdoppeln. Bevor Sie Ihr Haar, auf das Sie die Maske tief aufgetragen haben, ausspülen, warten Sie 30-40 Minuten, bis sich die Haarsträhnen mit den pflegenden Elementen verbunden haben. Diese hochnährende Haarmaske ist für alle Haartypen geeignet.

Viel Freude dabei...

Haarmaske für fettiges Haar

Obwohl Haarmasken angeblich nicht für Haartypen geeignet sind, die schnell fettig werden und die Fettigkeit beschleunigen, ist es möglich, eine natürliche Haarmaske, die das Ölen verhindert, zu Hause mit einfachen Materialien vorzubereiten. Diese Haarmaske, die die im Eiweiß enthaltenen Proteinenzyme nutzt, verlangsamt den Fettungsprozess Ihres Haares und nährt Ihr Haar.

Maskenrezept:
Das Eiweiß von 1 Ei und den Saft einer halben Zitrone gut vermischen. Tragen Sie die Mischung von den Wurzeln bis zu den Haarspitzen auf und lassen Sie sie 30 Minuten einwirken. Anschließend spülen Sie Ihr Haar gründlich mit lauwarmem Wasser aus.

Viel freude dabei...

Maske für voluminöses Haar

Das Haar kann an Volumen und Fülle verloren haben und schwach aussehen. Mit einfach zubereiteten, natürlichen Haarmasken können Sie Ihr Haar jedoch revitalisieren und die Fülle der Haarsträhnen erhöhen. Wenn Sie volumenverstärkenden Haarmasken eine Chance geben, sollten Sie daran denken, dass der wichtigste Punkt darin besteht, die Maske tief auf die leicht feuchten Haarsträhnen aufzutragen.

Maskenrezept:
Mischen Sie eine halbe Tasse Haferflocken, 2 Esslöffel Mandelöl und eine halbe Tasse Milch. Jede Milchsorte kann bevorzugt werden, aber mit vollfetter Kuhmilch lassen sich aufgrund ihrer nahrhaften Eigenschaften die besten Ergebnisse erzielen. Tragen Sie die Maske auf Ihr gesamtes Haar auf und warten Sie 20-40 Minuten. Denken Sie daran, dass das Ergebnis umso effektiver ist, je länger Sie die Maske auf Ihrem Haar lassen. Dann trocknen Sie Ihr Haar und stylen Sie es wie immer. Sie werden feststellen, dass Ihr Haar viel voller und lebendiger aussieht.

Viel Freude dabei...

Wenn Sie lockiges Haar haben, können Ihre Locken besser aussehen oder wenn Sie dicht gewelltes Haar haben, verwenden Sie möglicherweise Hairstyler, um sie lockig zu machen.

Obwohl Sie mit Hairstylern das Haar erreichen, von dem Sie träumen, können sie es bei ständiger und häufiger Anwendung beschädigen.

Mit den richtigen Methoden und Produkten ist es jedoch möglich, die natürliche Bewegung Ihres Haares zu verbessern.

Wenden Sie beim Trocknen die „Twist and Drop"-Methode an Wenn Sie Ihr Haar nach dem Duschen hart trocknen, fallen Ihre Locken auseinander und lassen Ihr Haar danach anschwellen.

Stattdessen sagen Haarexperten, dass die viel sanftere Twist-and-Drop-Methode Ihre Locken schützt.

Anstatt Ihr Haar mit einem Handtuch grob zu trocknen, verwenden Sie eine Dreh-und-Freigabe-Bewegung. Durch kräftiges Reiben der Haare zum Trocknen werden die Haarsträhnen nach oben gedrückt und das Kräuseln gefördert.

Keine Haarbürste verwenden. Lockiges Haar ist tendenziell trockener und spröder als andere Haartypen. Wenn Sie Ihr Haar mit einer Haarbürste kämmen, brechen und glätten Sie die natürliche Locke Ihres Haares.

Um dieses Problem zu vermeiden, kämmen Sie Ihr Haar beim Duschen mit einem breitzinkigen Kamm und lassen Sie es dann in Ruhe. Haarpflegeöle und -seren eignen sich hervorragend für weicheres Haar.

Für definiertere Locken sollten Sie jedoch ein Stylingprodukt mit leichterer Konsistenz verwenden.

Diese Art von Produkten hilft Ihren Locken, Form anzunehmen, ohne sie mit ihrer leichten Formel zu beschweren. Besonders Haarschaum ist nur für diesen Prozess geeignet.

Harrmaske für schöne Locken

Mischen Sie gleiche Mengen warmen Honigs mit Olivenöl oder Kokosöl. Massieren Sie diese Mischung von Ihrer Kopfhaut bis zu den Haarspitzen. Bedecken Sie Ihr Haar mit einer Duschhaube oder Frischhaltefolie und warten Sie 30 Minuten. Waschen Sie Ihre Haare mit Shampoo.

Viel Freude dabei....

Verwenden Sie immer einen Diffusor, wenn Sie Ihr Haar föhnen. Der Diffusor ist eine der Düsen, die an den Enden der Föhn verwendet werden und ermöglicht das Trocknen der Locken, ohne sie zu brechen. Stellen Sie Ihren Föhn auf eine niedrige Stufe, um Ihre Locken zu definieren, und verwenden Sie einen Diffusor, um sie auszugleichen. Auf diese Weise werden die natürlichen Kurven Ihres Haares nicht gestört und Ihre Locken wirken voluminöser.

Haarpflege ist sehr wichtig für gesunde, glänzende und hervorstehende Locken. Tragen Sie ein- bis zweimal im Monat eine intensiv feuchtigkeitsspendende Behandlungsmaske auf, um das natürliche Volumen Ihres Haares zu unterstützen.

Mit dieser Art von Maske, die Sie auf Ihr Haar auftragen, können Sie bei regelmäßiger Anwendung eine wundersame Wirkung beobachten.

Kontrollieren Sie Ihr Haar mit einem leichten Haltspray Machen Sie nicht den Fehler, Haarspray mit starkem Halt zu verwenden, um Ihre natürlichen Locken unter Kontrolle zu halten.

Gehen Sie stattdessen keine Kompromisse bei der Bewegung Ihres Haares ein und verwenden Sie etwas Haarspray mit leichtem Halt.

Milde Hair Spray sorgt dafür, dass das natürliche Aussehen Ihres voluminösen Haares den ganzen Tag über dauerhaft bleibt und kein klebriges und hartes Gefühl hinterlässt.

Matte und Spröde Haare

Viele Faktoren wie Färben, Hitzestylingprozesse, Ernährung, Vernachlässigung der Pflege, zu wenig Wasser lassen das Haar verschleißen. Abgenutztes Haar kann seinen Glanz nicht behalten und wird stumpf und trocken. Trockenes Haar hat Schwierigkeiten, Feuchtigkeit zu speichern, was zu leblosem und sprödem Haar führt. Wenn die Pflege vernachlässigt wird und das Haar nicht zu alter Stärke zurückerlangt, können die Brüche an den Haarspitzen zunehmen, die Haarstruktur dünner werden und es kann zu Haarausfall kommen.

Um all dies zu verhindern, müssen Sie, sobald Sie bemerken, dass Ihr Haar seinen Glanz verloren hat, möglicherweise besonders auf seine Pflege achten und Entscheidungen treffen, um viele Änderungen vorzunehmen, von Ihrer Ernährung bis hin zu Ihrem Lebensstil.

Sie waschen Ihre Haare mit heißem Wasser? Ändern Sie diese Angewohnheit. Heißes Wasser ist einer der größten Faktoren, die dazu führen, dass das Haar stumpf und trocken wird, indem natürliche Öle aus dem Haar entfernt werden. Daher ist es nützlich, die Temperatur des Wassers zu senken, mit dem Sie Ihr Haar ausspülen. Wenn Ihr Haar nicht sehr fettig ist, können Sie es außerdem 3-4 Mal pro Woche waschen, anstatt es jeden Tag zu waschen.

Was Sie über das Kämmen und Trocknen von Haaren wissen müssen

Direkt nach dem Bad ist Ihr Haar anfällig für Brüche, wenn das Haar nass ist. Um Ihr Haar zu kämmen, warten Sie daher, bis es ein wenig getrocknet ist und eine feuchte Form angenommen hat. Haare sind im feuchten Zustand viel flexibler, diese Flexibilität kann Haarausfall und Haarbruch minimieren, indem sie während der Kämmphase abbricht. Wenn Sie Verfilzungen im Haar haben, können Sie auch ein Haaröl oder eine Haarspülung verwenden, anstatt sie mit einem Kamm zu zwingen. Stellen Sie außerdem sicher, dass die von Ihnen verwendete Bürste oder der Kamm für Ihr Haar geeignet ist und Ihr Haar nicht beschädigt.

Das Trocknen der Haare ist einer der Faktoren, die das Haar schädigen und stumpf werden lassen können. Wenn das Wetter nicht kalt ist und Sie das Haus nicht sofort verlassen müssen, versuchen Sie, Ihr Haar mit einem weichen Handtuch zu trocknen, indem Sie überschüssiges Wasser entfernen. Wenn es eine Situation gibt, in der Sie einen Haartrockner verwenden müssen, halten Sie die Hitzeeinstellung niedrig und bringen Sie ihn nicht zu nah an Ihr Haar.

Baue B-Vitamine in dein Leben ein

Ein weiterer Grund, warum Ihr Haar stumpf und leblos aussieht, kann ein Mangel an B-Vitaminen in Ihrem Körper sein. Die Fülle an Vitaminen und Mineralstoffen im Körper sorgt für den Hormonhaushalt. Nehmen Sie Lebensmittel, die reich an B-Vitaminen sind, in Ihre Ernährung auf, damit Haare und sogar Nägel gesund aussehen, glänzen und wachsen.

Vitamin B kommt vor allem in Lebensmitteln wie Eiern und Milchprodukten, Hülsenfrüchten, dunklem Blattgemüse, Getreide, Avocados und Bananen vor. Vergessen Sie auch nicht, viel Wasser zu trinken, um Ihr Haar von innen mit Feuchtigkeit zu versorgen.

Am wichtigsten: Verwenden Sie das richtige Shampoo in Ihrer Haarwaschroutine.

Quellen:

Einfach Typisch - Florenz Littauer, Übersetzung: Harald Böhnke und Christel Strate, Verlag Klaus Gerth 1994

Einfach Typisch für Eltern - Florenz Littauer, Übersetzung: Mechthild Bruchmann, Verlag Klaus Gerth 2002

Ganzheitskosmetik - Ingrid Kunze, Verlag Wilhelm Maudrich 1995

Kosmetik Technik - H. Meyer Waarden und K. Meyer Waarden, Verlag Ionto Comed 2003

Das perfekte Gesicht - Jennie Harding, Übersetzung: Heinrich Degen, Verlag Parragon Jahr Unbekannt

Naturkosmetik zum Selbermachen - Heike Helen Rech, Verlag Mosaik bei Goldmann 2002

Kosmetik-Inhaltsstoffe von A-Z - Heinz Knieriemen und Paul Silas Pfyl, Verlag AT 2005

Die Grosse Enzyklopädie Natur Heilkunde - Dr. med. Cordula Bruch (Hg.), Verlag DuMont monte 2002

Mystica Die großen Rätsel der Menschheit - Peter Fiebag, Elmar Gruber, Rainer Holbe, Verlagsgruppe Weltbild

Anatomie und Physiologie für Kosmetikerinnen - Gerard Peyrefitte, Verlag Hans Huber 2001

Schätze der Welt Erbe der Menschheit - Chronik Verlag 1999, Club Premiere, Autor; Anonym

www.akupunktur-aktuell.de
www.konstitution-medizin.de
www.vobs.at/bio/index-a.html
www.gesund.at
www.gin.uibk.ac.at
www.infoquelle.de/Gesundheit/Wellness/Haarpflege.cfm
www.haarpflege.brillianthair.de/
www.trichotillomanie.de/haarkuren_rezepte.html
www.moderne-wellness.de/pages/wohlgefuehl/hautpflege.htm
www.dr-med-zoppelt.com/home
www.muggenthaler.info/home
www.medizinfo.de
www.kinderarzt.at
www.datadiwan.de
www.naturheilkunde-online.de
www.netdoktor.de
www.logona.com
www.krebsgesellschaft.de
www.maliphotos.de/bilder/gesichter/haartracht600.jpg.
www.friseurstuebla.de
www.minutella.ch/kinder/